Marion Elsner

Kleiner Notfallkoffer

Dem Brustkrebs auf der Spur

Ein Ratgeber nicht nur für Brustkrebspatientinnen

Impressum

Marion Elsner,
„Kleiner Notfallkoffer – Dem Brustkrebs auf der Spur“

Satz: Katharina Krause
Umschlag: Katharina Krause
Druck und Bindung: winterwork Borsdorf

ISBN: 978-3-00-035314-7

Wichtiger Hinweis

„Der Gesunde hat viele Wünsche – der Kranke nur einen.“ *aus Indien*

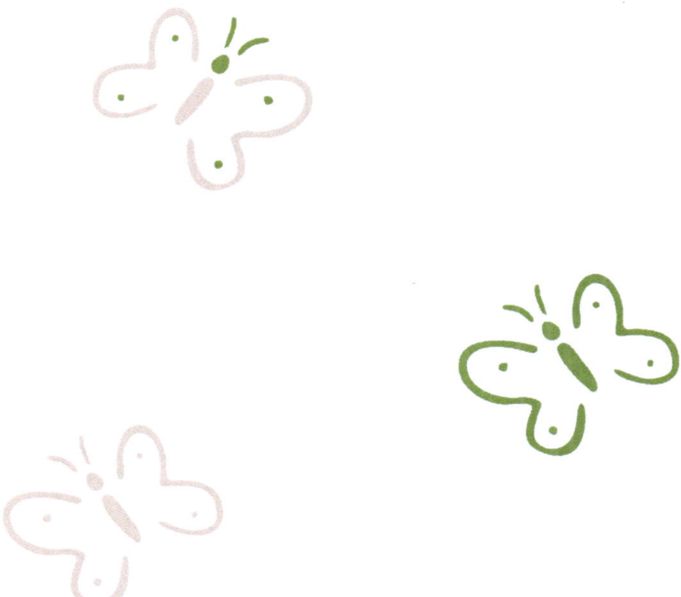

Inhaltsverzeichnis Teil 1

Dieses Büchlein ist ein Geschenk von:

....

Wichtige persönliche Daten

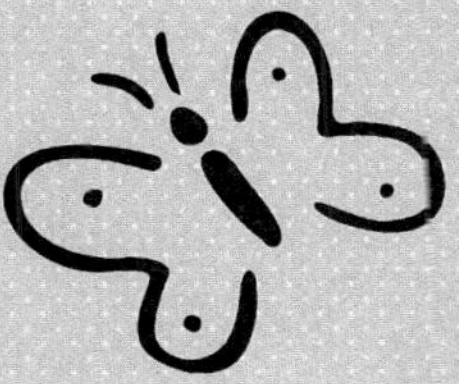

Der Notfallkoffer gehört:

Name: ....

Vorname: ....

Anschrift: ....

....

Tel.: ....

Handy: ....

Meine Familie/Freunde sind im Notfall zu erreichen unter:

Partner/in: ....

Freund/in: ....

Tochter/ Sohn: ....

....

Weitere Tel.: ....

Wichtige persönliche Kontaktdaten

Mein Hausarzt:

Name: ....

Anschrift: ....

....

Tel.: ....

Öffnungs-zeiten: ....

....

Mein/e Gynäkologe/in:

Name: ....

Anschrift: ....

....

Tel.: ....

Öffnungs-zeiten: ....

....

Mein Screening Center:

Name: ....

Anschrift: ....

....

Tel.: ....

Öffnungs-zeiten: ....

....

Mein Arbeitgeber:

Name: ....

Anschrift: ....

....

Tel.: ....

Meine Krankenkasse:

Name:	....
Anschrift:	....
	....
Tel.:	....
Öffnungs-zeiten:	....
	....
Vers.-nummer	....

Mein OP-Termin

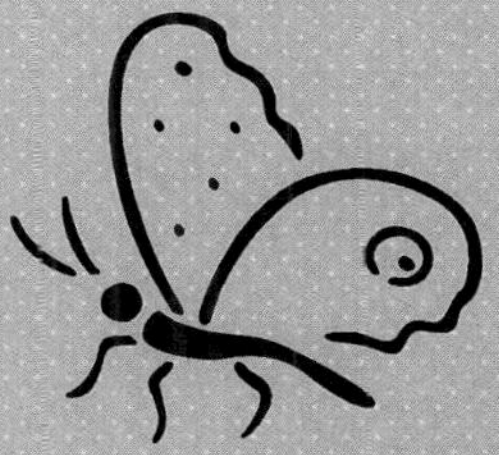

Angaben zum Zeitpunkt:

Datum: ....

Angaben zur Klinik:

Name: ....

Anschrift: ....

....

Tel.: ....

Fax: ....

E-Mail: ....

Wie bin ich in der Klinik erreichbar?

Station: ....

Zimmer: ....

Tel.: ....

OP-Arzt/Ärztin:

Name: ....

Tel.: ....

Brustkrankenschwester/„breast nurse“:

Name: ....

Tel.: ....

Handy: ....

E-Mail: ....

Fax: ....

Psychoonkologe/in:

Name: ....

Tel.: ....

Handy: ....

E-Mail: ....

Fax: ....

Wichtige Namen:

Name: ....

Tel.: ....

Hilfreiche Kontaktdaten

Sozialdienst:

Name: ....

Anschrift: ....

....

Tel.: ....

Fax: ....

E-Mail: ....

Adressen bzw. Notizen für die Beantragung des Schwerbehindertenausweises:

Name: ....

Anschrift: ....

....

Tel.: ....

Fax: ....

E-Mail: ....

Rentenversicherung:

Name: ....

Anschrift: ....

....

Tel.: ....

Fax: ....

E-Mail: ....

Vers.-nummer: ....

Adressen bzw. Notizen für die verschiedensten Kostenübernahmen:

Name: ....

Anschrift: ....

....

Tel.: ....

Name: ....

Anschrift: ....

....

Tel.: ....

Perückenstudio:

Name: ....

Anschrift: ....

....

Tel.: ....

Öffnungs-zeiten: ....

....

Meine Perücke: ....

Physiotherapie/Massage/Yoga:

Name: ....

Anschrift: ....

....

Tel.: ....

Öffnungs-zeiten: ....

....

Ich nehme folgende Medikamente ein

Name: ....

Menge: ....

Name: ....

Menge: ....

Name: ....

Menge: ....

Notizen für meine Anfahrt in die Klinik

Wichtige Telefonnummern

TAXI-Ruf:

Name: ....

Tel.: ....

Krankentransport:

Name: ....

Tel.: ....

Sprechzeiten

Weitere wichtige Ärzte:

Name: ....

Anschrift: ....

....

Tel.: ....

Öffnungs-zeiten: ....

....

Name: ....

Anschrift: ....

....

Tel.: ....

Öffnungs-zeiten: ....

....

Sprechzeiten

Weitere wichtige Ärzte:

Name: ....

Anschrift: ....

....

Tel.: ....

Öffnungs-
zeiten: ....

....

Name: ....

Anschrift: ....

....

Tel.: ....

Öffnungs-
zeiten: ....

....

Wichtige Notizen, Termine, Geburtstage, die ich mit in die Klinik nehmen möchte

....

....

....

....

....

....

....

....

....

....

....

....

....

....

Hier kannst du Visitenkarten einkleben

Hier möchte vielleicht deine Tochter/dein Sohn für dich etwas Schönes zeichnen oder schreiben?

Platz für einen Leitspruch, eine Affirmation, einen Wunsch ans Universum oder eine Grußbotschaft von einer geliebten Person

Meine Termine für die Chemotherapie

Abt.: ....

Telefon: ....

Termin: ....

Uhrzeit: ....

Notizen: ....

....

....

Termin: ....

Uhrzeit: ....

Notizen: ....

....

....

Meine Termine für die Chemotherapie

Termin: ....

Uhrzeit: ....

Notizen: ....

....

....

Geschafft!
Wieder eine Hürde genommen!

Meine Termine für die Strahlentherapie

Abt.: ....

Telefon: ....

Termin: ....

Uhrzeit: ....

Notizen: Achtung! Handtuch nicht vergessen.

....

Termin: ....

Uhrzeit: ....

Notizen: Achtung! Handtuch nicht vergessen.

....

Glückwunsch! Jetzt kannst du dich erholen.

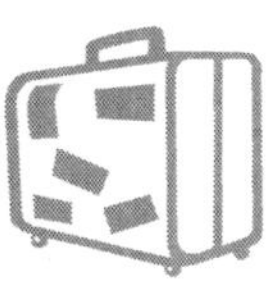

Ich fahre zur Kur

Angaben zum Zeitpunkt:

Datum: ....

Angaben zur Klinik:

Name: ....

Anschrift: ....

....

Tel.: ....

Fax: ....

E-Mail: ....

Wie bin ich in der Klinik erreichbar?

Station: ....

Zimmer: ....

Tel.: ....

Behandelnde Ärzte:

Name: ....

Tel.: ....

Name: ....

Tel.: ....

Name: ....

Tel.: ....

Name: ....

Tel.: ....

Name: ....

Tel.: ....

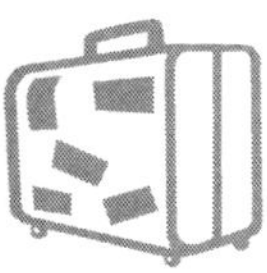

Leute, die ich nicht vergessen will – Kurfreundschaften

Name: ....

Anschrift: ....

....

Tel.: ....

Geburtstag: ....

Name: ....

Anschrift: ....

....

Tel.: ....

Geburtstag: ....

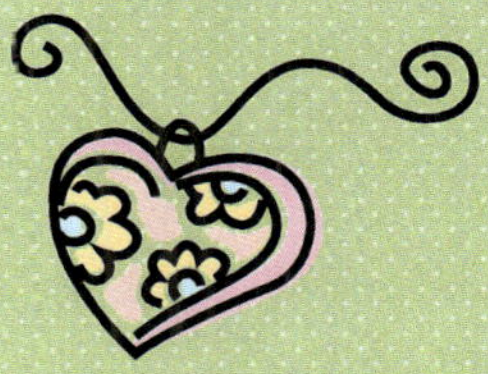

Leute, die ich nicht vergessen will – Kurfreundschaften

Name: ....

Anschrift: ....

....

Tel.: ....

Geburts-
tag: ....

Name: ....

Anschrift: ....

....

Tel.: ....

Geburts-
tag: ....

Leute, die ich nicht vergessen will – Kurfreundschaften

Name: ....

Anschrift: ....

....

Tel.: ....

Geburts-
tag: ....

Name: ....

Anschrift: ....

....

Tel.: ....

Geburts-
tag: ....

Wichtige Termine und Adressen zur Nachsorge

Termin: ....

Anschrift: ....

....

Tel.: ....

Termin: ....

Anschrift: ....

....

Tel.: ....

Termin: ....

Anschrift: ....

....

Tel.: ....

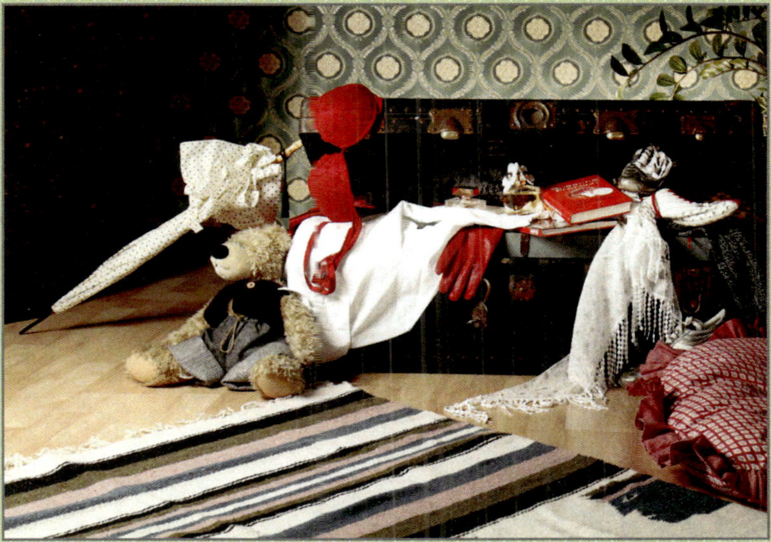

Inhaltsverzeichnis Teil 2

Vorwort

Da du dieses Büchlein in den Händen hältst, gehe ich davon aus, dass auch du als mittelbar oder unmittelbar Betroffene nach Informationen über das Thema Brustkrebs suchst. Ich kenne das Gefühl. Es ist noch gar nicht so lange her, da war auch ich eine Suchende. Es war im Juni 2009.

Ich erhielt Post von einem ‚Mammographie-Screening-Center". Darin stand: „Sehr geehrte Frau Elsner, wir laden sie herzlich zu einem Mammographie-Screening ein … Es ist eine reine Vorsorgeuntersuchung … Die Teilnahme ist freiwillig. Mit freundlichen Grüßen …" Mammographie-Screening-Center? Davon hatte ich noch nie etwas gehört.

Vielleicht war es meine Vorsicht, vielleicht war es Zufall, vielleicht war es der liebe Gott, der meinte, meine Zeit hier unten sei noch nicht abgelaufen. Es war sicherlich von allem etwas.

Einige Wochen später lag ich im Krankenhaus. Ich? Brustkrebs? Mit einundfünfzig? Das Leben lehrte mich eines Besseren.

Mit einer Routineuntersuchung fing alles an und rückblickend kann ich sagen, sie hat mir das Leben gerettet.

Wie alles begann und warum ich dieses Buch geschrieben habe

Beim Mammographie-Screening wurde dann zu meiner großen Überraschung ein kleiner Knoten in meiner linken Brust entdeckt. Ein Knoten, nicht einmal zwei Zentimeter groß, der sich dann später als bösartiger Tumor entpuppte. Still und heimlich hatte er sich in meiner linken Brust eingenistet und wartete nur auf eine günstige Gelegenheit, sich weiter auszubreiten. Mir wird heute noch schlecht, wenn ich daran denke, wie ahnungslos ich damals war. Ich selbst hatte ihn trotz regelmäßiger Untersuchungen nicht bemerkt. Mein Leben war hektisch, ich stand ständig unter Zeitdruck und war stets bestrebt, es allen recht zu machen. Eben eine typische Ehefrau, Mutter, Hausfrau, selbstständige Agenturleiterin und am besten alles gleichzeitig. Multitaskfähig nennt man das heutzutage.

Eigentlich hatte ich gar keine Zeit zum Kranksein. Heute klingen diese Sätze so unwirklich. Damals war das mein Leben. So fand ich mich dann recht bald, mit dicken roten Augen, die eine durchweinte Nacht verrieten, ängstlich und völlig fassungslos im Wartezimmer des Mammographie-Screening-Centers wieder. Bangend erwartete ich dort, wie viele andere Frauen auch, meine Diagnose. Sie lautete: Brustkrebs!!!

Nun begann der Run. Ich wollte und musste mich mit dem Thema Brustkrebs auseinandersetzen. Offen nutzte ich alle Medien, um mich zu informieren und suchte nach allem, was mir Auskunft über Brustkrebs geben konnte. Bisher hatte ich mich mit diesem Thema noch nie näher beschäftigen müssen. Warum auch? In meinem Familien- und Freundeskreis war ich sozusagen die „Erste". Die Diagnose hörte sich an wie mein Todesurteil. Das konnte doch nicht sein? Nun wollte ich alles ganz genau wissen. Ich wollte wissen, wie es nun weitergeht, wie meine Chancen stehen, das Ganze zu überleben. Ich sog förmlich jeden Bericht in mich hinein, der von Frauen erzählte, die diese Krankheit überstanden hatten. Ich kaufte mir Bücher über Bücher, die ich verschlang. Wenn ich über die Situation nachdachte, wurde mir mulmig. Wog ich ernsthaft ab, ob es mich im nächsten Jahr noch geben würde?

Wie ist das mit der Chemotherapie, mit all ihren bekannten Nebenwirkungen? „War es das jetzt?" Wenn man mitten im Leben steht, im ganz normalen Alltag, kann man gar nicht begreifen, dass ein Leben so schnell vorbei sein kann. Was hatte ich noch alles vor?

„Jeder Tag ist ein Geschenk" oder „Lebe jeden Tag, als wenn es dein Letzter wäre", wie oft hatte ich diese und ähnliche Sprüche gelesen. Lebensweisheiten. Wenn sie sich bewahrheiten, fühlt sich das ganz anders an. Wie lebt man denn so einen Tag, als wenn es der Letzte wäre? Meistens hat man nicht einmal Zeit darüber nachzudenken, wie man den aktuellen Tag lebt, der ja einer von vielen ist, geschweige denn den Letzten.

Eines weiß ich nun, das Leben ist nicht endlos. Es ist kostbar. Warum hatte ich darüber noch nie nachgedacht? Warum sollte ich? Mit fünfzig stellt man sich diese Frage nicht ohne Grund.

Jedoch, Krebs ist keine Frage des Alters. Er erwischt dich, wenn er es will. Er fragt nicht, ob der Zeitpunkt passend ist. Dann suchst du nach einer Erklärung und beginnst dich zu fragen: „Habe ich etwas falsch gemacht?“ oder „Warum gerade ich?“ All diese Fragen habe ich mir auch gestellt. Lass es besser, denn es gibt keine Antwort darauf. Es ist keine Frage von Schuld. Natürlich gibt es einige Faktoren, die eine Krebserkrankung begünstigen, wie zum Beispiel Stress. Aber, mal ehrlich, fast jeder Mensch hat Stress. Das ist noch lange kein Indikator dafür, zwangsläufig an Krebs zu erkranken. Was begünstigt nun die Entstehung von Krebs? Erst wenn man so viel arbeitet, dass die Erholungsphasen nach und nach immer weniger werden, gerät der Körper in eine Art Dauerstress. Dadurch wird das Immunsystem geschwächt und der Körper anfälliger für Krankheiten. Ein gesunder Körper produziert im Lauf des Lebens öfter Krebszellen, welche jedoch durch ein intaktes Immunsystem erkannt und zerstört werden. Das ist ein ganz normaler Prozess.

Wie entsteht Krebs nun genau?

Ich möchte versuchen, es mit ganz einfachen Worten zu erklären. Der Körper produziert wieder Krebszellen. Wie gesagt, dies ist ein ganz normaler Prozess und nicht weiter bedenklich. Eigentlich. Wenn nun aber das Immunsystem zu dieser Zeit extrem geschwächt ist und es nicht schafft, all diese Zellen zu zerstören, kann bereits eine einzige Zelle, die nicht zerstört wurde, der Auslöser für Krebs sein. Die Zelle geht still und leise ihrer eigenen Wege und entwickelt sich unabhängig von den anderen. Jede Zelle im Körper ist normalerweise in einem Zellverbund integriert und hat eine eigene Aufgabe zu erfüllen. Löst sich diese Zelle nun aus ihrem Verbund, kann sie entarten, sich immer wieder auf's Neue teilen und sich so vermehren. Krebs entsteht und zwar aus einer einzigen Zelle.

Die bekannteste Methode um den Krebs zu besiegen, ist neben einer Operation die Chemotherapie. Ich hatte schon so viel über die Nebenwirkungen gehört, dass sofort ein Schreckgespenst in meinem Kopf entstand. Vor meinem geistigen Auge sah ich mich völlig ausgemergelt, blass, mit tiefen schwarzen Augenringen kraftlos in den Spiegel blicken. Auf meinem haarlosen Kopf versuchte ein bunter Turban mehr schlecht als recht, die typischen Merkmale einer Krebspatientin zu vertuschen. Natürlich sah jeder auf den ersten Blick, dass ich eine Krebspatientin war und diese mitleidigen Blicke konnte ich schon gar nicht ertragen.

Indem ich immer tiefer in die Materie eindrang, kam ich zu der Erkenntnis, dass ich viele falsche Vorstellungen hatte. Das Wissen um die Wirklichkeit macht sie erträglicher und viele meiner Vorstellungen verloren ihren Schrecken, weil die Realität eine ganz andere war. Zum Glück.

Wenn man die Diagnose Brustkrebs bekommt, ist das immer eine große seelische Herausforderung. Krebs. Das zu realisieren ist schwer. Ich brauchte eine gewisse Zeit, um das zu begreifen. Immer wieder, wenn ich mir die Realität bewusst machte, hoffte ich, ich sei in einem bösen Traum. Irgendwann würde ich erwachen und alles wäre gut. Aber dann holte mich die Wirklichkeit schnell wieder ein.

Also, stelle dich der Realität wenn du musst und dann geh deinen Weg. Realität heißt zu akzeptieren, dass du krank bist. Auch wenn dir der Gedanke Angst macht, geh schnell ins Krankenhaus, denn umso größer sind die Heilungschancen. Warum ich das so betone? Ich habe mehr als einmal von Frauen gelesen, die viel zu spät ins Krankenhaus gegangen sind und das kann sehr gefährlich werden. Aber das weißt du sicher längst.

Es gibt auch eine positive Nachricht, die Heilungschancen sind wirklich gut.

Wie entstand die Idee zu diesem Buch?

Es gibt viele Möglichkeiten, sich über Brustkrebs zu informieren. Was ich vergeblich suchte, war ein einfaches, leicht verständliches Buch, eine Art Fahrplan – das fand ich nicht. Einige Bücher waren von Ärzten geschrieben und der Inhalt war durch die vielen medizinischen Begriffe schwer zu verstehen. Für einen Laien ohne medizinische Kenntnisse eine echte Herausforderung. Andere Bücher wiederum, die zweifelsohne ihre Anerkennung verdienen, waren auf eine bestimmte Thematik spezialisiert. Ich musste mir also mein Wissen aus den verschiedensten Büchern und Broschüren zusammentragen.

Was ich brauchte, war ein Buch, das mich Schritt für Schritt von einer Etappe zur nächsten manövrierte und meine jeweiligen Fragen beantwortete. Ich wollte die Krankheit als Ganzes erfassen um besser einschätzen zu können, wo ich zurzeit stand. Vielleicht geht es dir ähnlich? Dann hoffe ich, dass dich diese Lektüre mit vielen kleinen Tipps und Hilfen in dieser schwierigen Zeit etwas unterstützen kann. Ich habe alles was mir damals wichtig war zusammengetragen und aufgeschrieben – nicht als wissenschaftliche Literatur, sondern lediglich als ehemalige Patientin.

Es war auch nicht mein Ziel, ein wissenschaftliches Buch zu schreiben, sondern eher einen Ratgeber von Frau zu Frau. Er soll dich informieren, dir Hilfe und Kraft geben, wenn du dich vielleicht fragst, ob dies oder jenes „normal" verläuft. Auf den nächsten Seiten wirst du viele kleine Tipps und Tricks finden, die dir das Leben erleichtern sollen. Hier ist eine kleine Kostprobe: Was kann man tun, wenn die Perücke drückt? Weißt du es nicht? Die Lösung ist ganz einfach. Blasenpflaster! Klebe einfach Blasenpflaster hinein.

Ich hoffe, ich konnte ein bisschen deine Neugier wecken.

Noch ein Wort in eigener Sache

Ich habe dieses Buch in der „Du"-Form geschrieben, denn irgendwie sind wir ja alle über unser Schicksal miteinander verbunden. Ich hoffe, du bist damit einverstanden.

Wenn ich dir irgendwie helfen kann, schreib mir eine E-Mail. Ich werde dir schnellstmöglich antworten. Wenn du Lust hast und dir mein Büchlein helfen konnte, würde ich mich auch über ein Feedback freuen. So kannst du mich erreichen:

marionelsner@gmx.de

Ich wünsche dir von Herzen alles Gute für den vor dir liegenden Weg. Mache in aller Ruhe einen Schritt nach dem anderen. Sehr viele Frauen sind einen ähnlichen Weg gegangen und du schaffst das auch. Natürlich wirst du Höhen und Tiefen erleben, so wie wir alle. Aber am Ende des Tunnels ist auch immer wieder ein Licht. Auch, wenn man es manchmal nicht sieht. Du bist nicht allein und du wirst viele Menschen treffen, die dich unterstützen werden. Scheue dich nicht diese Hilfe anzunehmen. Was dir nicht gut tut, verbanne konsequent aus deinem Leben, denn du brauchst all deine Kraft jetzt für dich.

In diesem Sinne wünsche ich dir alles Gute und hoffe, dass dir dieses Büchlein von großem Nutzen sein wird.

Herzlichst

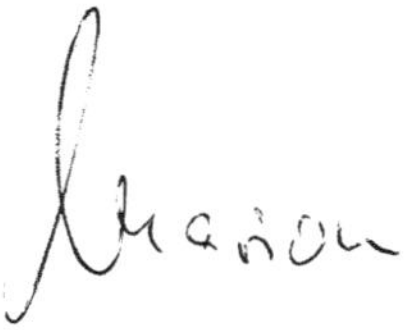

Marion Elsner

Was ist Krebs eigentlich?

Wenn man sich eingehender mit der Thematik Krebs beschäftigen muss, stellen sich automatisch viele Fragen.

So zum Beispiel die Frage nach dem Warum? Wie entsteht Brustkrebs eigentlich? Habe ich etwas falsch gemacht?

Wir haben Schuldgefühle und suchen nach der Ursache für unsere Krankheit. Überall lesen wir von Risikofaktoren, wie zum Beispiel Stress, ungesunder und fettreicher Ernährung, von freien Radikalen, wie Nikotin, Chemikalien oder schädlichen UV-Strahlen, die für die Entstehung des einen oder anderen Tumors mit verantwortlich waren. Aber wie sieht denn die Realität nun wirklich aus? Wir wissen zwar von den Risiken und trotzdem leben wir gut mit unseren paar Kilos zu viel.

Auch stopfen wir trotzdem die Wechseljahrhormone in uns hinein, einfach nur glücklich darüber, endlich die lästigen Nebenwirkungen wie Hitzewallungen, Stimmungsschwankungen und trockene Haut, los zu sein. Natürlich wusste ich, dass das Brustkrebsrisiko durch die Hormone, die ich nahm, um einiges höher liegen würde. Ja, das Risiko, aber ich dachte doch nicht ernsthaft, dass ich daran erkranken würde. Sein wir doch mal ehrlich, wer von uns kann schon von sich behaupten, dass er so bewusst lebt, dass er niemals an Krebs erkranken könnte, weil er alle Risikofaktoren ausschließen kann. Und selbst wenn es diesen einen solchen, ganz besonders gesund lebenden Menschen geben sollte, dann kann ihm das Leben trotz allem noch einen Strich durch die Rechnung machen. Nämlich dann, wenn er eine ungünstige erbliche Veranlagung hat. Diese lässt sich nämlich nicht beeinflussen.

Es gibt Frauen, die einen oder mehrere Risikofaktoren in sich vereinen und nicht an Brustkrebs erkranken und andere wiederum leben gesund und erkranken trotz alledem.

Wie entsteht der Krebs nun eigentlich? Ich habe in den verschiedensten Büchern nachgelesen, aber die schönste Erklärung fand ich dann schließlich in einem Buch über Ernährung. Es heißt: „Krebszellen mögen keine Himbeeren."[1] Mir gefiel der Vergleich in dem Buch so gut, dass ich das hier einmal weitergeben möchte. Darin wird die Zelle mit einer Stadt verglichen.

Ich versuche einmal, den dort dargestellten Ablauf wiederzugeben:

Die Zelle ist die Basis allen Lebens auf der Erde. Jeder Mensch besitzt mehr als 60 Milliarden Zellen in seinem Körper. Sie ist die Wurzel des gesamten Geschehens. Diese Zelle besteht aus verschiedenen Teilen. Da sind der Zellkern, die Zellmembran, das Mitochondrium, weiterhin die Proteine, die eine ganz wichtige Funktion ausüben.

---

[1] „Krebszellen mögen keine Himbeeren" von Prof. Dr. med. Richard Béliveau und Dr. med. Denis Gingras, Kösel-Verlag

Eine einzige Zelle ist zwischen 10 und 100 Tausendstel Millimeter groß oder besser gesagt klein. Diese Zelle hat verschiedene Funktionen im Körper. Wissenschaftler haben herausgefunden, dass eine Fehlfunktion der Zelle für die Entstehung von Krebs mitverantwortlich ist.

Damit wir besser verstehen können, was in einer Zelle vor sich geht, vergleichen die Autoren die Zelle mit einer Stadt. Alle wichtigen Funktionen und Aktivitäten, die für das Wohl der Allgemeinheit nötig sind, werden auf verschiedene Orte verteilt.

Im Zellkern findet die Verwaltung der Stadt statt. Hier sind ähnlich wie in einer Bücherei die Gesetzestexte (Gene) gelagert. Ein Fehler im Gesetzestext kann schon zur Entstehung von Krebs beitragen.

Dann sind da noch die Proteine. Sie sind die Arbeiter in der Stadt und haben viele Aufgaben zu erfüllen, die für die Erhaltung der Zelle nötig sind.

Proteine (Eiweiße) spielen die wichtigste Rolle beim Ablauf aller Lebensprozesse. Sie sind die Stabilisatoren der Zelle und des gesamten Organismus. Intelligent übersetzen sie die in den Genen enthaltenen Informationen. Sie transportieren Nährstoffe, tauschen Botschaften aus und sammeln Informationen über die Veränderungen in der äußeren Umgebung.

Weiterhin gibt es noch ein Mitochondrium, ein Kraftwerk, in dem z.B. Zucker und Proteine in Energie umgewandelt werden. Die Zellmembran schützt das Zellinnere wie eine Mauer. So ist eine Zelle aufgebaut. Jedes einzelne Mitglied hat seine eigene Funktion und alle Prozesse greifen ineinander. Durch Teilung entstehen immer wieder neue Zellen und die alten sterben ab. Die neuen Zellen übernehmen dann die in den Gesetzestexten gespeicherten Funktionen der alten Zellen.

Es gibt eine Vielzahl von Mechanismen während der Zellteilung. Kommt es bei der Zellteilung zu einem Fehler, dann wird auch die DNS geschädigt. Der Gesetzestext verändert sich und durch diesen „Fehler im System“ entsteht eine kranke Zelle. Dadurch kommen die Arbeitsabläufe innerhalb der Zelle durcheinander und sie gerät aus dem Gleichgewicht.

Nun kommt unser Immunsystem ins Spiel. Es kontrolliert das gesamte soziale Gefüge und ist sozusagen die „Polizei“ in unserem Körper. Normalerweise spürt es solche Zellen auf und vernichtet sie. Wenn unser Immunsystem aber geschwächt ist und wenn es dadurch übersieht, eine in ihrer DNA geschädigte Zelle zu vernichten, dann kann daraus Krebs entstehen. Diese eine Zelle kann sich dann ungehindert und unkontrolliert vermehren. Sie beginnt ihr eigenes Leben und gibt ihre falschen Erbinformationen an die sich aus der Teilung ergebenen neuen Zellen weiter. Ein Kreislauf beginnt.

Auf diese Art und Weise baut sich die Zelle ihre eigene Existenz fernab von der kleinen Stadt auf und löst sich aus ihrem Verbund, wo sie sich jeglicher Kontrolle entziehen kann.

Von diesen Geschehnissen in unserem Innersten merken wir nichts. Erst dann, wenn wir vielleicht nichtsahnend vor dem

Spiegel stehen und ein kleiner Knoten in unserer Brust sitzt, hat sich dieser Prozess in unserem Körper abgespielt und unsere innere kleine Stadt hat einen Defekt. Wie gesagt, es reicht eine einzige Zelle aus, um uns krank zu machen. Ist das nicht verrückt?

Es gibt aber auch eine gute Nachricht. Diese Krebszellen sind sehr verletzbar. Damit sie sich am Leben erhalten können, sind sie auf Sauerstoff und Nährstoffe aus dem Blut angewiesen. Hier haben wir ihren wunden Punkt entdeckt. Nimmt man ihnen die Möglichkeit an diese Quellen zu gelangen, kann man ihr Wachstum stoppen. Man kann den Krebs regelrecht aushungern.

Es gibt viele Möglichkeiten, den Krebs zu bekämpfen.

Wenn es unsere körpereigene Armee ohne fremde Hilfe nicht mehr schaffen kann, dann bedeutet das, dass wir uns einer Operation, einer Chemotherapie und/oder einer Strahlentherapie und/oder einer Antihormontherapie unterziehen müssen.

Auf einem Flyer des Screening-Centers las ich, dass jährlich 57.000 Frauen deutschlandweit an Brustkrebs erkranken. Was für eine gigantische Zahl. Am häufigsten betroffen sind Frauen ab dem fünfzigsten Lebensjahr. Brustkrebs ist laut Aussage des Robert-Koch-Instituts, die häufigste Krebserkrankung unter Frauen und hat früh erkannt große Heilungschancen.

Was können wir tun, um Brustkrebs frühestmöglich zu erkennen?

Eine einfache und altbekannte Maßnahme ist die des Abtastens. Auf diese Art und Weise untersuchen wir unsere Brust regelmäßig selbst, möglichst einmal im Monat und am besten immer drei bis sieben Tage nach Beendigung der Regelblutung, da die Brust zu diesem Zeitpunkt am weichsten ist.

Es ist wichtig, seinen Körper selbst zu beobachten. Hat sich etwas verändert? Gibt es Wölbungen oder Einziehungen an der Brust, die vorher nicht da waren? Ich selbst hatte vor Längerem so eine kleine Einbuchtung an meiner Brust entdeckt, nur ganz klein, genau an der Stelle, wo später der Knoten festgestellt wurde. Ich hatte mir dabei nichts weiter gedacht.

Es gibt zwei Positionen, von denen aus man solche Veränderungen gut feststellen kann.

Man stellt sich vor den Spiegel und stützt die Hände in die Hüften. Danach streckt man beide Hände nach oben aus. Aus beiden Positionen kann man im Spiegel erkennen, ob sich an der Brust etwas verändert hat.

Wichtig ist auch die jährliche Vorsorgeuntersuchung durch den Gynäkologen.

Manche Knoten sind so klein, dass sie allein durch das Abtasten noch nicht erkannt werden können. Um sie aufzuspüren, gibt es drei Möglichkeiten. Die Untersuchung durch Ultraschall, ein Mammographie-Screening und ein MRT.

Die schonendste Methode ist der Ultraschall, da wir hier keinen Röntgenstrahlen ausgesetzt sind. Eine Mammographie kennen viele Frauen über fünfzig sicher schon. Falls nicht, ist hier eine kurze Erklärung. Eine Ärztin erläuterte es mir so: „Bei einer Mammographie wird die Brust durch Anlage eines Kompressionstubus unter Verwendung einer geringen Röntgenstrahlendosis geröntgt.“ So kann man eventuelle Gewebeverdichtungen erkennen. Und nun noch einmal die einfache Version. Bei der Mammographie wird die Brust zwischen zwei große Plexiglasscheiben eingeklemmt, bis sie platt ist wie eine Flunder. Dies ist eine unangenehme Sache.

Im Anschluss daran werden zwei Aufnahmen von der Brust gemacht. Die erste Aufnahme röntgt die Brust von oben und die zweite Aufnahme seitlich von oben. Wenn es keine Auffälligkeiten gibt, ist alles in Ordnung und du hast Glück gehabt. Aber keine Sorge, denn nicht jede Verdichtung des Gewebes muss gleich Krebs bedeuten. Es gibt auch sogenannte Mikrokalkablagerungen. Diese Mikrokalkablagerungen können eine Krebsvorstufe sein. Können! Da sie aber sehr klein sind, werden sie im Ultraschall oft nicht wahrgenommen. Bei Brustkrebs im Frühstadium bestehen gute Heilungschancen. Darum sind Vorsorgeuntersuchungen, wie das Mammographie-Screening, sehr wichtig.

Was ist Mammographie-Screening?

Das Mammographie-Screening ist eine Methode, um Brustkrebs frühzeitig zu erkennen. Es wird in speziellen Centern durchgeführt. Diese Center haben Programme, die einen hohen Qualitätsanspruch hinsichtlich der Untersuchungen und der Technik haben. Die Untersuchungen werden von speziell dafür geschulten Röntgenassistenten durchgeführt. So müssen zum Beispiel auch die Ärzte pro Jahr 5.000 Mammographien befunden und jedes Jahr erneut eine Prüfung in einem sogenannten Referenzzentrum machen. Die Geräte mit denen gearbeitet wird, werden ständig überprüft, nur dann dürfen sie zum Einsatz kommen. Die erstellten Mammographie-Aufnahmen werden dann von zwei speziell geschulten Ärzten unabhängig voneinander ausgewertet. Auf das Ergebnis wartet man ca. eine Woche. Für diese speziellen Untersuchungen wurden bundesweit Zentren, sogenannte Screening-Einheiten eingerichtet. Sie haben eine spezielle Zulassung. Sollte im Ergebnis ein Verdacht auf Brustkrebs bestehen, werden von hieraus weitere Untersuchungen eingeleitet.

Ansonsten ist das Mammographie-Screening genauso eine Röntgenuntersuchung wie die Mammographie. Notwendig, aber auch irgendwie unangenehm. Ich bin heute noch froh, wenn ich diese Prozedur hinter mir habe.

Da es eine Röntgenuntersuchung ist, fragst du dich vielleicht, ob diese schädlich ist. Ich sage es einmal so, der Nutzen ist bei weitem höher als der Schaden. Natürlich ist jede Röntgenuntersuchung nicht gerade förderlich für die Gesundheit, aber die Belastung für den Körper ist trotz allem nicht sehr hoch. Das Risiko für eine fünfzigjährige Frau durch die Strahlenbelastung beim Screening an Brustkrebs zu erkranken, liegt bei 0,01-0,1 Prozent. Wenn man davon ausgeht, dass das Risiko für eine fünfzigjährige Frau generell an Brustkrebs zu erkranken bei 8,8 Prozent liegt, birgt das Mammographie-Screening das geringere Risiko.

Alle Frauen im Alter zwischen 50 und 69 Jahren, die ihren Hauptwohnsitz in der Region haben, werden von einer zentralen Stelle erfasst und in einem zweijährigen Turnus zum Mammographie-Screening eingeladen. Die Mitarbeiter dieser Center arbeiten eng mit den Einwohnermeldeämtern zusammen. Die Teilnahme ist freiwillig. Es ist weder eine Überweisung vom Arzt nötig noch fällt eine Praxisgebühr an.

Mit solch einem Brief fing bei mir alles an. Ohne dieses Mammographie-Screening würde ich vielleicht jetzt nicht mehr hier am Computer sitzen und dieses Buch für dich schreiben.

Dort wurde auch mein Knoten entdeckt und die Geschichte begann.

Nachdem ich meine Diagnose erfahren hatte, brach ich erst einmal innerlich zusammen. Doch bald darauf erwachte ein anderer Teil in mir. Mein Lebenswille. Ich wollte das hier überstehen. So ging ich dann meinen Weg. Schritt für Schritt.

Wie geht es nun weiter, wenn so ein Befund im Raum steht?

Wenn durch die Mammographie oder durch Ertasten eine Verdichtung oder ein Knoten in der Brust gefunden worden ist, muss genauer abgeklärt werden, um was für ein Gewebe es sich dort handelt. Das bedeutet, das auffällige Gewebe muss nun genauer unter die Lupe genommen werden. Es wird eine Biopsie gemacht.

Die Biopsie

Bei einer Biopsie wird eine Gewebeprobe aus der auffälligen Stelle in der Brust entnommen. Nach eingehender Untersuchung kann ein Pathologe nun sicher feststellen, ob es sich um gut- oder bösartiges Gewebe handelt.

Es gibt verschiedene Arten der Biopsie: die häufigsten Formen sind die Vakuumbiopsie und die Stanzbiopsie.

Die Vakuumbiopsie wird bei Mikrokalk und bei im Ultraschall nicht sichtbaren Knoten sowie bei ultraschallgestützten Biopsien vorgenommen.

Bei mir wurde eine Stanzbiopsie gemacht und als mir die Ärztin erklärte, was sie so alles mit mir vorhatte, war ich nicht sehr begeistert. Doch ich kann dich beruhigen, das Ganze klingt schlimmer, als es ist.

Wie wird sie gemacht?

Wie wird nun eine Biopsie gemacht? Du legst dich erst einmal zitternd auf die Liege. Nein, Spaß beiseite. Du legst dich entspannt auf die Liege, denn nun weißt du ja, dass du wirklich keine Angst zu haben brauchst. Es tut nicht weh!

Als Erstes wird die zu untersuchende Stelle betäubt. Es gibt einen kleinen Nadelpiks, ähnlich wie beim Zahnarzt. Danach macht die Ärztin einen winzigen Schnitt in die Haut und bringt dort eine kleine Kanüle an der Brust an. Sie ist sozusagen der Tunnel, durch den dann später geschossen wird. Geschossen wird, wie du dir sicher schon denken kannst, aus keiner „richtigen Pistole“. Das Gerät sieht nicht einmal annähernd aus wie eine Pistole. Es ist eher ein kleiner rechteckiger Kasten, an dessen vorderer Seite eine Nadel steckt. Die Nadel ist innen hohl, damit sie sich nach dem Einschuss mit Gewebe füllen kann. Die Stanzpistole macht zwar ein lautes Geräusch und man erschrickt, aber die Behandlung tut wirklich nicht weh. Die Ärztin „beschießt“ mehrere Stellen des Tumors und durchlöchert ihn wie einen Schweizer Käse. Ich kann mich noch genau erinnern, welch triumphales Gefühl mich dabei durchströmte. „Da hast du’s“, dachte ich bei jedem Knall.

In der Regel entnimmt man auf diese Art an vier bis sechs verschiedenen Stellen etwas Gewebe, das dann später von einem Pathologen noch einmal genauer untersucht wird.

Während der gesamten Biopsie kontrolliert die Ärztin mittels Ultraschall, ob die Führungskanüle richtig platziert ist, damit der Schuss nicht nach hinten losgeht.

Wann bekomme ich das Ergebnis?

Die Auswertung dauert in der Regel zwei bis drei Tage.

Der ersehnte Tag – die Auswertung

Nun hatte die Warterei endlich ein Ende. Eine gefühlte Ewigkeit später bekam ich das Ergebnis. Die Ärztin erklärte mir nun den Befund und aufgeregt, wie ich war, verstand ich außer: „Brustkrebs und … gute Heilungschancen und … dann fahren sie nach der Operation erst einmal schön zur Kur …“ kein Wort. Mir schwirrte der Kopf und noch bevor ich meine Situation wirklich begreifen konnte, bahnten sich Tränenbäche ihren Weg ins Freie.

Mit meinem heutigen Wissen kann ich dir erklären, was sie mir damals zu sagen versuchte. Jeder Krebs hat bestimmte Eigenschaften, seinen eigenen Fingerabdruck. Es gibt aggressiven und weniger aggressiven, langsam und auch schnell wachsenden Krebs. Manchmal sind auch die Lymphknoten befallen. Jeder Tumor hat andere Eigenschaften, sogenannte Klassifizierungen. Dies versuchte mir die Ärztin zu erklären. Ich verstand es aber nicht. Es war, als wenn sie mit mir chinesisch spräche. Ich nickte nur unwissend.

Deshalb erkläre ich dir hier schon einmal vorher, was es damit auf sich hat, damit es dir nicht so ergeht wie mir. Ich verstand nämlich wirklich nur Bahnhof.

Klassifizierung

Jeder Tumor wird nach T, N und M unterschieden. Was bedeutet das nun?

T	Größe des Tumors
T0	es ist kein Tumor nachweisbar
T1 mic	bis maximal 0,1 cm
T1	max. 2 cm
T2	größer als 2 cm bis max. 5 cm
T3	größer als 5 cm
T4	jede Größe mit Verbreitung auf die Haut oder Brustwand

Die T-Ziffern können auch noch zusätzliche kleine Buchstaben von a bis d haben. Sie geben Auskunft über ein jeweiliges Stadium des Tumors.

N	sagt aus, wie viele Lymphknoten befallen sind
N0	es sind keine Lymphknoten befallen
N1	1 – 3 Lymphknoten in der Achsel
N2	4 – 9 Lymphknoten in der Achsel

N3 10 oder mehr Lymphknoten in der Achsel oder unter/über dem Schlüsselbein

M gibt Auskunft über Metastasen

M0 keine Metastasen

M1 Metastasen vorhanden

Dann gibt es verschiedene Stadien: Stadium 0 bis Stadium IV ergeben sich aus der Zusammensetzung aus T, N und M.

HER-2 und Hormonrezeptor-Status

Ein Tumor kann auch hormonabhängig sein. Dazu bestimmt man den Östrogen- und Progesteronrezeptorstatus. Wird eine Hormonabhängigkeit festgestellt, wird am Ende der Behandlung eine fünfjährige Antihormontherapie folgen.

Der HER-2-Status sagt aus, dass es eine erhöhte Gefahr auf Metastasenbildung gibt, da der HER-2-Status Wachstumssignale an die Zelle weiterleitet. Das bedeutet, er animiert die kranke Zelle zu wachsen. Hier gibt es eine medikamentöse Lösung, um den Krebs zu stoppen. Man kann die Gefahr durch Medikamente wie Herceptin oder Tyverb (Tyroainkinase-Hemmer) reduzieren.

All diese Abkürzungen können dir bei der Auswertung deiner Biopsie begegnen, wenn auch dein Befund positiv sein sollte.

Wenn nicht, Glück gehabt!

Bevor du die nächsten Schritte planst, möchte ich dir noch ein paar Zahlen und Fakten zu den Heilungschancen bei Brustkrebs nennen.

In der Zeitschrift „Vital" fand ich einen Beitrag darüber. Dieser lässt hoffen. Demnach gibt es eine 90%ige Heilungschance, wenn man die nötige Vorsorge trifft. Das beginnt bei der Operation und schließt das Leben danach mit ein. Ersteinmal ist es wichtig, dass man sich mit diesem Befund in spezialisierte Hände begibt. Das bedeutet, dass man sich die besten und erfahrensten Ärzte auf diesem Gebiet sucht. Also nicht nur ab ins nächstgelegene Krankenhaus, sondern du solltest dir Spezialisten suchen. Die findest du in einem sogenannten Brustzentrum. Die Brustzentren sind in verschiedenen Kliniken zu finden. Der Vorteil dieser Zentren ist, dass sie viel mehr Erfahrungen als herkömmliche Kliniken haben, die nur ab und zu einmal eine Brustkrebspatientin behandeln. Ein Brustzentrum hat spezielle Normen zu erfüllen, um ein richtiges ZERTIFIKAT zu bekommen. Es muss zum Beispiel nachweisen, dass hier mindestens 150 neue Brustkrebspatienten pro Jahr behandelt wurden und dass jeder Operateur mindestens 100 Operationen in dieser Zeit durchgeführt hat. Achte also bitte unbedingt auf das ZERTIFIKAT! Dann hast du gute und erfahrene Ärzte an deiner Seite und kannst dich ihnen anvertrauen.

Ich wurde auch in so einem Brustzentrum im Helios Klinikum Berlin Buch operiert und kann wirklich bestätigen, dass ich dort in sehr guten Händen war. Das schaffte Vertrauen.

Glücklicherweise kann heutzutage bei über 70% der Frauen die Brust erhalten bleiben. Ich habe viele Frauen kennengelernt, die an Brustkrebs erkrankt waren, aber nur bei einer Einzigen musste eine Brust amputiert werden. Eine Amputation ist heute eher die Ausnahme. Aber auch dann gibt es verschiedene Möglichkeiten, die Brust wieder aufzubauen.

Zusammenfassend lässt sich sagen, Brustkrebs ist noch lange kein Todesurteil und durch die neuesten Erkenntnisse und Möglichkeiten der Medizin kann man nach all den Behandlungen wieder ein ganz normales Leben führen.

Wie geht es meiner Familie, meinen Freunden und Bekannten?

Wenn man die Diagnose Brustkrebs erhält, denkt man, die Welt bleibt stehen. Man fragt sich, wie kann das sein? Der Gedanke daran ist kaum zu ertragen. Die Gefühle fahren Achterbahn. Mal ist man unbeschwert und zuversichtlich und im nächsten Augenblick fällt man in ein tiefes Loch. Es ist die Angst, die sich breitmacht.

In dieser Ausnahmesituation ist es schwer, sich selbst zu verstehen, und manchmal fühlt man sich von der ganzen Welt alleingelassen. Die Gedanken kreisen um die Krankheit und man möchte sich von allem zurückziehen. Wenn du selbst schon Probleme hast, mit der Situation klarzukommen, wie soll es dann erst den Anderen gehen? Es ist für alle Beteiligten eine ganz besondere Situation. Ich war oft erstaunt, wie unterschiedlich Familienmitglieder, Freunde und Bekannte mit der Situation umgegangen sind. Anfangs verstand ich manche Reaktionen nicht. Später jedoch erkannte ich, dass ich zwar die unmittelbar Betroffene war, aber dass auch die anderen Beteiligten mit ihren Gefühlen zu kämpfen hatten. Sie wussten nicht, wie sie sich verhalten sollten. Sie hatten Angst vor der Situation. Sollten sie Mitleid zeigen? Über die Krankheit sprechen oder das Thema lieber vermeiden? Da sein oder sich respektvoll zurückziehen? Wie man es macht ist es sicher verkehrt. Die Diagnose Brustkrebs ist für alle eine große emotionale Herausforderung. Jeder Mensch ist anders. Während der eine über alles reden will, was ihn bewegt, und ganz offen mit der Situation umgeht, macht der andere lieber seine Vogel-Strauß-Politik. Augen zu und Kopf in den Sand. Ich habe gelernt, dass es wichtig ist, nicht alles auf sich zu beziehen und auch die Gefühlsebene der anderen Menschen zu akzeptieren. Jeder Mensch ist einzigartig und es gibt kein Gut oder Schlecht. Jeder geht auf seine Weise mit den Dingen um. Vielleicht kann deine Freundin dich nicht leiden sehen. Vielleicht hat dein Partner panische Angst davor, was dir bevorstehen könnte, er hat Angst dich zu verlieren und er zeigt es dir nicht, um dich zu schützen. Alles ist möglich. Nicht nur du hast Angst, die Anderen auch.

Ich bin von Natur aus ein offener Mensch und ich war froh, wenn ich über meine Gefühle und Ängste reden konnte. Aber auch in meiner eigenen Familie ging jeder auf seine

Weise mit der neuen Situation um. Während meine Mutter mich sofort zum Kämpfen ermunterte: „Du schaffst das!!!!“, brachten meine Schwiegereltern Berichte „aus aller Welt“ über Therapien und Heilungsmöglichkeiten mit. Für meinen Mann war die Situation eher schwierig. Er wollte am liebsten gar nicht darüber reden und litt innerlich. Dafür unterstützte er mich so, wie er es konnte. Er war da. Und zwar immer. Meine beiden Töchter, damals 25 und 29 Jahre alt, handelten intuitiv. Sie konnten sich emotional auf das Thema einlassen und sie überschütteten mich mit Fürsorge. Ich war erstaunt, wie stark meine eigenen Kinder sein konnten. Auch die Partner meiner Kinder waren da. Hier war das normale Leben und gleichzeitig auch sehr viel Nähe und Vertrautheit. Das gab mir Kraft.

Jeder Mensch geht anders mit seiner Krankheit um und ich glaube, es ist wichtig, seinen persönlichen Anker zu finden, egal, ob in der Familie, im Freundeskreis oder sonst irgendwo. Manchmal ist es wahrscheinlich sogar einfacher, mit einem Außenstehenden über die Thematik zu reden, denn er hat den nötigen emotionalen Abstand.

Wo finde ich jetzt weitere Hilfe?

Nachdem nun klar ist, dass du um eine Operation nicht mehr herumkommst, ist es wichtig zu wissen, wer oder was dir jetzt noch Hilfestellungen geben kann.

Da ist zunächst einmal dein/e Gynäkologe/in. Er/sie ist dein/e Ansprechpartner/in, wenn du noch offene Fragen zu deinem Befund hast. Vielleicht kann sie/er dir auch einen guten Tipp geben, welches Brustzentrum in der Region das beste ist.

In den verschiedenen Brustzentren gibt es eine **Brustkrankenschwester, „breast nurse“** genannt. Ihre Aufgabe besteht darin, dich bis zur Operation zu begleiten und mit allen nötigen Informationen zu versorgen. Sie ist das Bindeglied zwischen den Ärzten, deinen Angehörigen und dir selbst. Da sie eine examinierte Schwester auf diesem Gebiet ist, hat sie das Wissen und das Verständnis um deine außergewöhnliche Situation. Sie ist in der Zeit dein Fels in der Brandung, denn sie findet für fast alle anstehenden Probleme gemeinsam mit dir eine Lösung.

Eine weitere sehr wichtige Person ist **die Psychoonkologin.** Eine Psychoonkologin ist eine Psychologin, die besonders auf den Umgang mit Krebspatienten geschult ist. Bei der Diagnose Krebs treten für den Betroffenen viele emotionale Blockaden wie Ängste und Wut auf. Wut auf die Situation oder eine andere Person, die an der Misere mit Schuld sein könnte, Wut auf sich selbst, weil man immer auch nach einer Mitschuld an der Krankheit sucht. Dann im nächsten Moment fällt man wieder in ein tiefes Loch. Traurigkeit und Depressionen bahnen sich ihren Weg und Lebenspläne kommen ins Wanken. Oft erstrecken sich die Probleme auf alle Bereiche des Lebens und es kann sein, dass man zeitweise keinen Ausweg mehr aus diesem Labyrinth sieht. Dafür gibt es die Psychoonkologin. Mit ihr kannst du über alle Probleme reden, die dich belasten und sie wird dich auch verstehen.

Hilfe findest du natürlich auch in den verschiedensten **Büchern und Broschüren**. Sehr gut fand ich unter anderem die blauen Ratgeber der Deutschen Krebshilfe. Das sind kleine Broschüren, die zu den verschiedensten Thematiken rund um das Thema Krebs verfasst sind. Die Büchlein werden dir kostenlos zugeschickt. Vielleicht spendest du dafür später ein paar Euro an die Deutsche Krebshilfe.

Die Kontaktadresse ist wie folgt:

Deutsche Krebshilfe e.V.,
Buschstr. 32, 53113 Bonn
Tel.: 0228/72990-0, Fax.: 0228/72990-11

E-Mail: *deutsche@krebshilfe.de*
Internet: *www.krebshilfe.de*

Eine weitere Informationsquelle ist das Internet.

Wissen aus dem Internet

Eine ganz wichtige und schier unerschöpfliche Informationsquelle ist das Internet. Auch bei mir war das so. Laptop an und lesen, lesen, lesen. Das Internet ist eine der ersten Informationsquellen, um an Wissen zu gelangen. Hier bekam ich viele nützliche Hinweise und konnte mich schnell und unkompliziert über viele Fragen, die mich bewegten, informieren. Ob über Krebs an sich oder über die einzelnen Brustzentren und ihre Angebote.

Was ich auch wissen wollte, ein paar Klicks und ich war schlauer. Das war toll.

Aber Vorsicht!!!!

So informativ das Internet ist, es hat es auch seine Schattenseiten. Leider nutzen einige wenige Betroffene das Internet auch als eine Plattform, um Horrormeldungen in die Welt zu setzen.

Also sei bitte kritisch mit dem, was du da eventuell in den Internetforen liest.

Als ich mich über die Nebenwirkungen meiner geplanten Hormonersatztherapie informieren wollte, landete ich in einem Briefverkehr, der mich wenig aufbaute. Eine Frau schrieb, wie viel sie schon durch die Tabletten zugenommen hätte, eine andere berichtete ebenfalls von ihrer Gewichtszunahme, die so gravierend war, dass sie schon drei Kleidergrößen mehr brauchte. Sie hatte viele Hungerkuren gemacht, aber keine schlug an. Wieder eine andere Frau erzählte von solchen Schmerzen, dass sie sich kaum noch bewegen konnte, und so weiter und so fort. Unwissend war ich natürlich aufgeregt, was mich da alles erwarten würde und wie sehr mein Leben durch diese Hormonersatztherapie beeinträchtigt sein wird. Und das fünf Jahre lang. Wie grauenvoll.

Die Realität ist: Ich nehme mein Medikament nun fast zwei Jahre und natürlich ist es nicht ganz nebenwirkungsfrei, aber die vorausgesagten Strapazen sind nicht eingetroffen. Übrigens, meine Sachen passen auch noch alle.

Im Laufe der Zeit lernte ich viele Frauen kennen, die eine Hormonersatztherapie machten, und keine hat mir bisher Ähnliches berichtet.

Achte also bei allem, was du im Internet googelst, darauf, aus welcher Quelle es stammt und wie aktuell und zuverlässig diese Internetseite ist.

Nun geht es los – Welche Klinik ist die richtige für mich?

Es ist gut, sich von anderen Frauen über ihre Erfahrungen berichten zu lassen. Vielleicht hat auch dein/e Gynäkologe/in oder dein/e Hausarzt/-ärztin einen guten Tipp für dich.

Wie eingangs schon beschrieben, sind die Brustzentren sehr zu empfehlen. Diese zertifizierten Zentren werden ständig kontrolliert und sind so natürlich immer auf dem neuesten Wissensstand. Durch die Häufigkeit der Operationen stehen dir hier jederzeit routinierte und erfahrene Spezialisten zur Seite. Sie wissen, wie man eine Brust so operiert, dass du hinterher nicht aussiehst, als hättest du eine Kappnaht. Und das ist doch auch wichtig für uns Frauen.

Die Schwestern und Pfleger sind psychologisch geschult und die Physiotherapeuten wissen, dass dir nach der Operation der Buckel weh tut, und helfen dir.

Also mein Rat wäre: Nimm lieber einen etwas längeren Anfahrtsweg in Kauf und wähle die Fachkompetenz. Du bist eh nach ein paar Tagen wieder zu Hause und deine Lieben werden sicher gern einen etwas längeren Anfahrtsweg in Kauf nehmen, wenn sie wissen, dass du in guten Händen bist.

Bevor es richtig losgeht

Nun hast du deine Klinik gefunden und der Operationstermin steht fest. In der Regel sind es nur ein paar Tage des Wartens, denn die Ärzte sind stets bemüht, nach Diagnostizierung eines Tumors einen schnellstmöglichen Operationstermin für dich zu finden. Bevor du in die Klinik gehst, hast du noch folgende Voruntersuchungen:

MRT – Magnetresonanztomographie

Die Magnetresonanztomographie, sie wird auch Kernspintomographie genannt, macht Schichtaufnahmen vom Gewebe, um noch genauer festzustellen, ob es weitere Krankheitsherde gibt, die durch die Mammographie nicht entdeckt werden konnten, bzw. ob es in der anderen Brust auch noch risikoreiche Stellen gibt. Sie wird nicht immer, aber wenn nötig, zusätzlich zur Behandlung gemacht. Die Untersuchung findet zwar in der Radiologischen Abteilung statt, ist aber, da mit Magnetfeldern gearbeitet wird, unschädlich.

Wie wird diese Magnetresonanztomographie nun durchgeführt? Das Gerät sieht aus wie ein gigantisch großer Ring. Davor steht eine spezielle Liege. Nach dem Entkleiden legst du dich (auf dem Bauch) dorthin. Über eine Kanüle, die du in die Vene bekommst, wird ein Kontrastmittel gespritzt. Das erste Bild wird vor dem Spritzen des Kontrastmittels gemacht. Danach folgt ein weiteres mit Kontrastmittel. Beide Bilder werden in den Computer eingespielt und dann werden die Bilder so übereinander gelegt, dass sie sich überschneiden. Gibt es keine auffälligen Ansammlungen, ist alles in Ordnung. Sieht man aber eine Stelle auf dem Monitor, die viel Kontrastmittel anzeigt, muss man genauer prüfen, was es damit auf sich hat.

Bei mir dauerte diese MRT eine ganze Weile und das war anstrengend für jemanden wie mich. Ich kann nicht lange still liegen. Schmerzhaft ist die Untersuchung aber nicht.

Dann werden vor der Operation diverse Blutuntersuchungen gemacht.

Natürlich wird auch der Blutdruck kontrolliert.

NICHT VERGESSEN: Im Vorgespräch will die Ärztin alle Medikamente wissen, die du einnimmst. Falls du die Namen nicht alle parat hast, schreibe sie dir zu Hause in aller Ruhe auf. Im vorderen Teil dieses Büchleins findest du eine eingerichtete Seite dafür.

In der Voruntersuchung wurde bei mir ein Vorher- Nachher-Foto gemacht.

Das brachte mich auf eine Idee. Ich wurde kurz vor unserem dreißigsten Hochzeitstag operiert. Schon lange hatte ich den Wunsch, meinen Mann zu diesem Anlass mit ein paar schönen Fotos zu überraschen. Sexy und erotisch sollten sie sein. Für unser Schlafzimmer. Wie es nun aber immer so ist, die Zeit verging, aber die Zeit, zum Fotografen zu gehen, fand ich irgendwie nie.

Nun stand der Termin meiner Brustkrebsoperation fest, unumstößlich. Wie würde ich wohl hinterher aussehen? Sexy und erotisch aber mit hundertprozentiger Sicherheit nicht mehr.

Ich hatte die Idee schon abgehakt, schließlich gab es jetzt Wichtigeres. Da rief mich meine Tochter an. Ich hatte ihr irgendwann von meiner Idee erzählt. Sie erklärte mir, dass, wenn ich wollte, einen Tag vor meiner Operation ein Fototermin für mich reserviert sei. Und wie ich wollte. Zu allem Überfluss besorgte sie mir auch noch von ihrer Freundin einen Gutschein für eine Visagistin, die in diesem Fotostudio beschäftigt ist. Das war toll, denn die seelischen Anstrengungen der letzten Zeit hatten deutliche Spuren in meinem Gesicht hinterlassen. Dunkle Ringe umrahmten meine Augen. Drei Stunden waren für das ganze Event eingeplant. Und was soll ich sagen, die brauchten wir dann auch. „Wir", ist gut, die brauchte die Visagistin, um mein Gesicht so abzuspachteln, dass es halbwegs fotogen war. Die Bilder wurden klasse, wenn man einmal davon absieht, dass ich später so perfekt geschminkt war, dass mich mein eigener Mann erst auf den zweiten, dritten, nein besser auf den vierten Blick auf den Fotos erkannte. „Wer is'n das?", war seine erste Frage, als ich ihm an unserem Hochzeitstag stolz das Album aufs Kopfkissen legte und dann heimlich im Bad verschwand. „Waaaaaas?", fragte ich mich mit einem Blick in den Spiegel und hätte mich fast an der Zahnpasta verschluckt. „Stimmt", dachte ich. Der Blick in den Spiegel verriet mir, wie ich wirklich aussah. Nicht mehr ganz so fotogen. „Na und", dachte ich und putzte fröhlich meine Zähne weiter. Ich nahm es ihm nicht übel, denn die Mädels im Fotostudio hatten mich ja wirklich ganz schön aufpoliert.

Die Bilder hängen nun in unserem Schlafzimmer und eins, das sie zum Anfang als Porträt gemacht hatten, hängt in unserem Wohnzimmer. Und weißt du was die Leute fragen, wenn sie das Bild sehen? „Wer is'n das?"

Die Mädels vom Fotostudio müssen ganz gut sein.

Falls es dich interessiert, die Adresse steht am Ende dieses Büchleins.

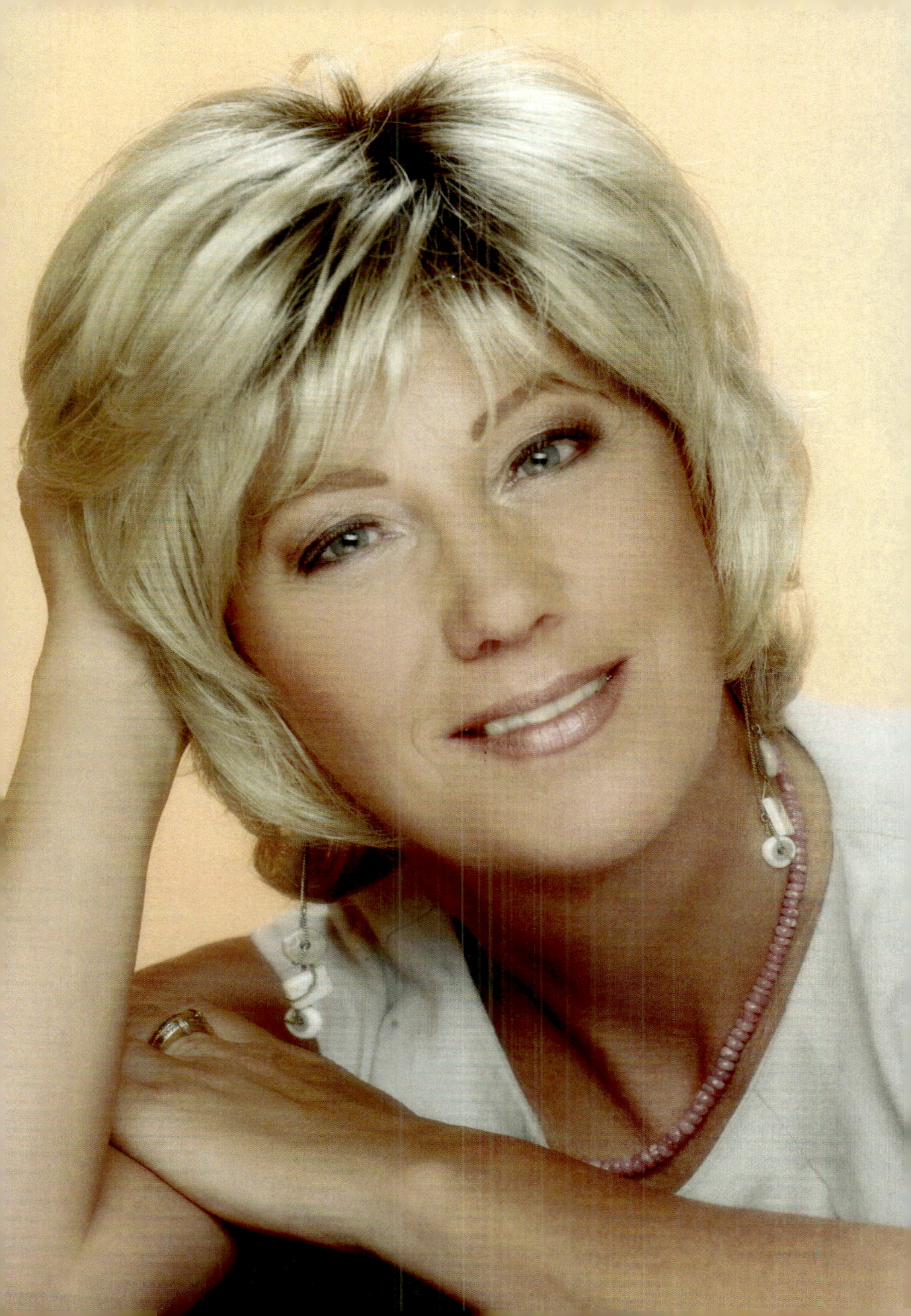

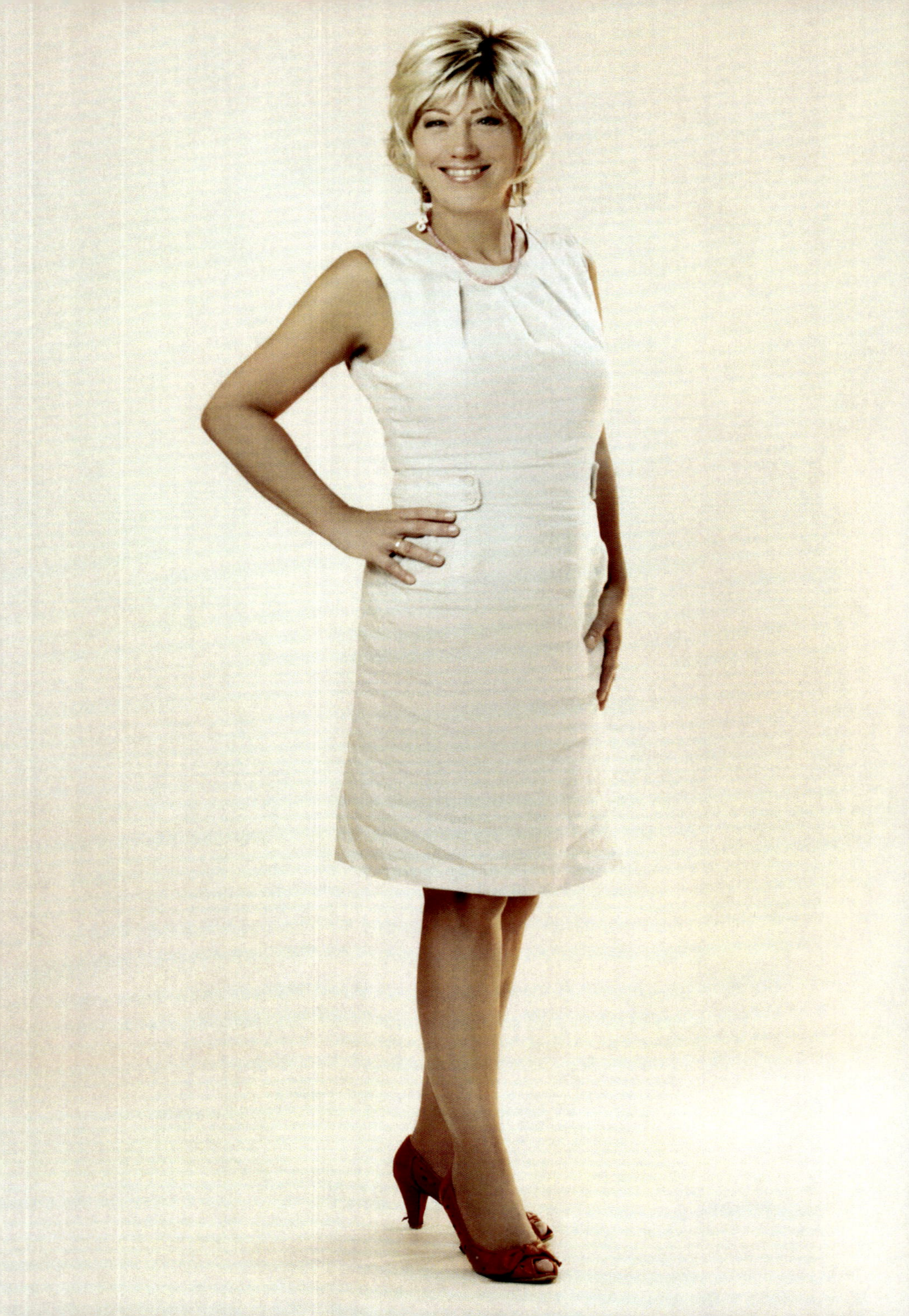

Jetzt geht´s dir an den Kragen – der Termin steht fest

Nun ist es endlich so weit. Nachdem sich bei mir der erste Schock gelegt hatte, wollte ich dieses Ding da in meiner Brust nur noch loswerden. So war ich einerseits aufgeregt darüber, was auf mich zukommen wird, andererseits freute ich mich auf die Zeit danach.

Ich packe meinen Koffer

Ich habe hier für dich noch einmal die wichtigsten Sachen zusammengetragen, an die du denken solltest:

- Waschsachen und Handtücher
- Zwei bis drei Waschlappen, vielleicht nicht in Weiß. Die brauchst du dringend, denn nach der Operation bist du von oben bis unten mit Jod eingepinselt und die Farbe ist echt
- Zahnputzsachen
- Cremes und Schminksachen
- Zwei Nachthemden, die entweder weit an der Brust oder mit einer Knopfleiste versehen sind
- Bequeme Latschen aus Kork oder Leder

- Tabletten, die du täglich nehmen musst
- Handy und Ladegerät
- Wichtige Telefonnummern
- Brille, Bücher, Zeitungen, Kugelschreiber
- CDs und CD-Player
- Saubere Wechselwäsche
- Wichtig!!! Bügellose BHs.
  Was du dir unbedingt besorgen musst, sind bügellose, weiche, kochbare BHs. Die bekommst du in den meisten Discountern wie Schlecker oder Rossmann. Dort sind sie nicht teuer. Du brauchst sie gleich nach der Operation. Bügel-BHs könnten einen Lymphflüssigkeitsstau verursachen und sind außerdem nach der Operation total unbequem.
  Kauf dir lieber einen BH mehr, vielleicht auch in Schwarz, denn du kannst sie auch später noch gut benutzen. Zum einen ist die Haut nach der Strahlentherapie empfindlicher als normal, manchmal auch gerötet wie bei einem Sonnenbrand, zum anderen wirst du für die Bestrahlung mit einem „echten“ Stift (Edding) bemalt. Das ist die Kennzeichnung für die Bestrahlung. Sie muss die ganze Zeit auf der Haut bleiben und färbt natürlich ab.
- Leichter Bademantel oder Kimono
- Wechselsocken

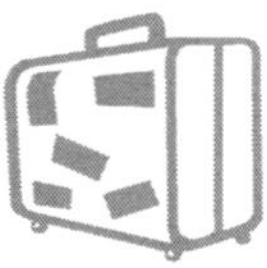

- Kuschel- oder Körnerkissen.
  Eine Freundin erzählte mir, dass ihr ein herzförmiges Körnerkissen sehr gute Dienste nach der Operation geleistet hatte. Aufgrund der Form konnte sie es sich bequem unter den Arm klemmen und so die Narbe abpolstern.

- Etwas Persönliches.
  Ich habe zwei kleine Engelchen, die ich besonders mag. Sie sitzen einander gegenüber und sind wie Yin und Yang. Die zwei saßen dann später die ganze Zeit auf der Beleuchtung über meinem Bett. Nimm dir etwas mit, was dir gut tut, was dich an zu Hause erinnert, an einen lieben Menschen oder eine schöne Situation.

Kauf dir schönes Duschgel, tolle Creme, eine hochwertige Haarwäsche, die du dir normalerweise nicht gegönnt hättest. Das tut deiner Seele gut. Spendier dir ein Paar schicke neue Pantoletten, wenn die alten ausgelatscht und nicht mehr schön sind. Sorge dafür, dass du dich gut fühlst.

Hier kannst du dir noch wichtige Notizen für's Krankenhaus machen:

Ich bin bereit – die Ankunft im Krankenhaus

Die Operation steht kurz bevor und die innere Anspannung wächst.

In der Klinik angekommen gehst du auf die Station, in die du eingewiesen wurdest und meldest dich bei der Schwester in der Aufnahme. Dort wird dann ein Aufnahmeformular ausgefüllt und danach bekommst du dein Zimmer zugewiesen. Hier wirst du nun die nächsten Tage verbringen.

Erst mal etwas heimisch machen. Der Koffer wird ausgepackt, die Mitbewohner kennengelernt. Hoffentlich schnarcht keiner. In Erfahrung bringen, wann es Essen gibt und ob der Kaffeeautomat im Flur für alle ist. Wann ist Wecken. Um sechs Uhr? Was soll ich denn da den ganzen Tag machen? Die dicke Schwester ist nett. Aha. Und die schwarzhaarige ist immer etwas grummelig. Gut zu wissen. Was ist mit meinen Wertsachen? Die Wertsachen solltest du nicht einfach so im Schrank liegen lassen. Entweder gibst du sie mit nach Hause oder erkundigst dich auf der Station, wo du sie einschließen lassen kannst.

Wie ist es mit dem Draht nach draußen? Es gibt auf jeder Station die Möglichkeit, ein Telefon zu mieten. In der Regel funktioniert es mit einer Telefonkarte, die du irgendwo im Haus aufladen kannst. Das wirst du schon auskundschaften. Das Restguthaben wird dir am Ende deines Klinikaufenthalts wieder ausgezahlt.

Nachdem du dich ein wenig heimisch eingerichtet hast, rückt die Operation immer näher. In der Regel ist sie am nächsten Tag.

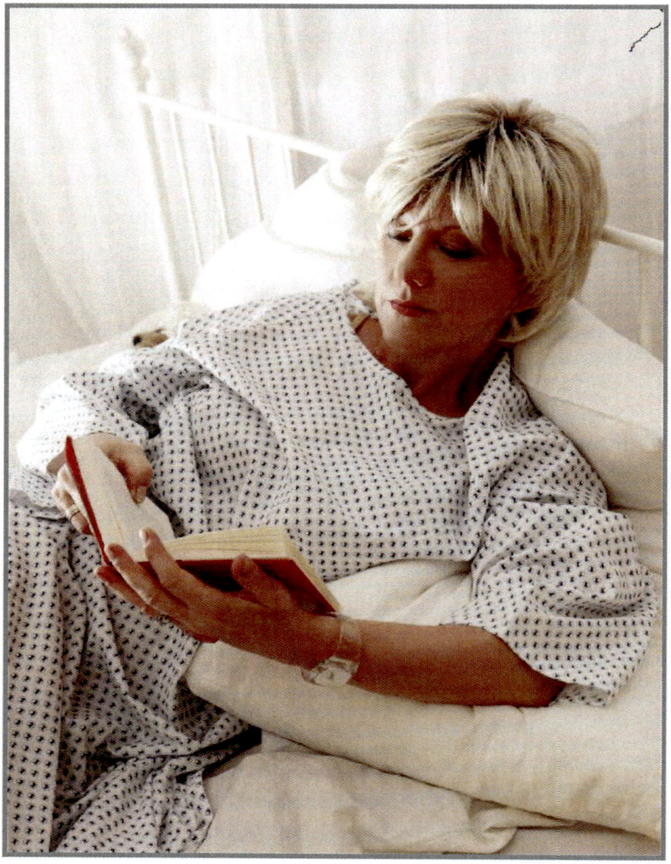

Dann musst du nüchtern bleiben und es werden noch mehrere Voruntersuchungen durchgeführt. Du bekommst einige Formulare bezüglich der bevorstehenden Operation, z.B. eine OP-Aufklärung durch den Anästhesisten.

Dann bekommst du deine Operaticnskleidung. Meine bestand aus einem weiß/blaugemusterten langen OP-Hemd Größe XXL, das hinten mit einem kleinen Bändchen zu verschließen war und aus Kompressionsstrümpfen. Die Strümpfe waren vorn offen, so dass die Zehen herausguckten. Sexy. Ich hatte lange nicht sc sexy ausgesehen. Die Strümpfe sollten verhindern, dass man eine Thrombose bekommt. Nachdem ich mich umgezogen hatte und durchs Zimmer flanierte, musste ich Tränen lachen, obwohl mir eigentlich nicht zum Lachen zumute war.

Ich konnte es mir nicht verkneifen, ein Foto zu machen. Sieh selbst.

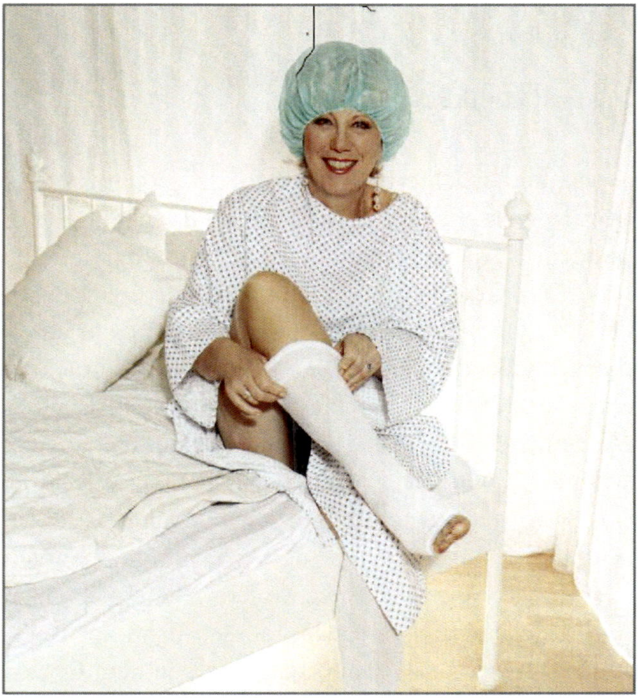

Die Markierung

Vor der Operation muss man dann noch zur Markierung. „Was ist Markierung?“, wirst du dich fragen. Bei der Markierung wird eine kleine feine Nadel in deine Haut gesteckt, ganz in die Nähe des Tumors. Sie ist wichtig für die Operation. So kann der operierende Arzt später genau sehen, wo der Tumor sitzt.

Weiterhin wird während der Operation eine blaue Flüssigkeit gespritzt, die sich dann im Wächterlymphknoten sammelt und ihn so „markiert“. Auf diese Weise kann der Wächterlymphknoten bei der Operation besser gefunden werden. Der Wächterlymphknoten wird in jedem Fall herausgenommen. Er hat eine Schlüsselrolle.

Der Wächterlymphknoten

Warum ist der Wächterlymphknoten so wichtig? Das Lymphsystem zieht sich wie eine kleine Perlenkette durch den gesamten Körper. Es funktioniert ähnlich wie eine Kläranlage. Das Gewebswasser wird über die Lymphbahnen bis in die Lymphknoten transportiert, wo es dann gereinigt und anschließend wieder in den Blutkreislauf zurückgeführt wird. Der Wächterlymphknoten ist der erste Lymphknoten, in dem sich die in der Lymphflüssigkeit enthaltenen Tumore sammeln würden. Er ist sozusagen der „Wächter“. Die Krebszellen gelangen über die Lymphbahnen auch in andere Organe des Körpers. Ist der Wächterlymphknoten befallen, kann es sein, dass noch weitere Lymphknoten in der Achselhöhle befallen sind. Die müssen dann auch entfernt werden. So gibt der Wächterlymphknoten dem Operateur wichtige Hinweise, wie viele Lymphknoten er entfernen muss. Sollte sich herausstellen, dass mehr als drei Lymphknoten entfernt werden müssen, wird das meist in einer zweiten Operation gemacht.

Der herausgenommene Wächterlymphknoten wird während der Operation in einem sogenannten Schnelltest und von einem Pathologen auf weitere Tumorzellen untersucht. Der Patient liegt in dieser Zeit weiter in der Narkose und träumt ahnungslos vor sich hin. Die Operation geht weiter. Nach spätestens dreißig Minuten hat der Pathologe das Ergebnis. Nun wird gemeinsam entschieden, wie die Operation weitergehen soll und ob noch weitere Lymphknoten entfernt werden müssen. Der Operateur und der Pathologe stimmen sich während der Operation direkt miteinander ab. Bei uns wurde das per Rohrpost gemanagt.

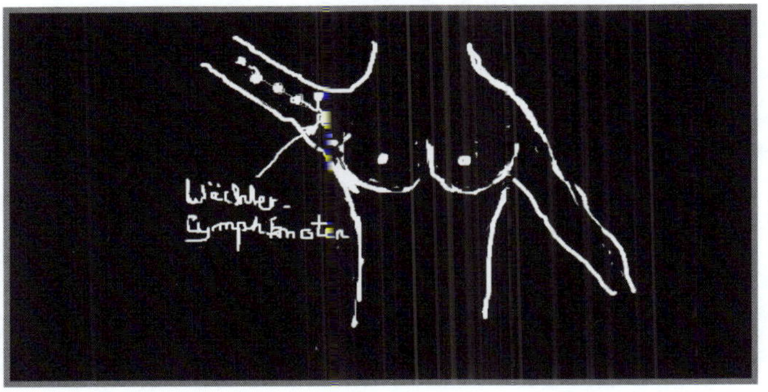

Wie läuft so eine Brustkrebsoperation ab? Bei der Operation wird der Tumor und etwas von dem umliegenden gesunden Gewebe herausgeschnitten. Mit einem kleinen halbmondförmigen Schnitt wird dann der Tumor entfernt. Dabei lässt der Arzt einen „Resektionsabstand" oder besser verständlich

„Sicherheitsraum“ von mindestens einem Zentimeter. Je nachdem wo der Tumor sitzt, kann der Schnitt entweder möglichst weit außen oder auch um die Brustwarze herum, manchmal auch in einer Brustfalte, erfolgen. Immer dort, wo man den besten kosmetischen Effekt hat. Der Operateur wird immer versuchen, die geeignetste Stelle zu finden, um auch das bestmögliche Ergebnis zu erzielen. Durch das Herausschneiden entsteht eine kleine Lücke im Gewebe, die dann mit eigenem Brustgewebe wieder aufgefüllt wird. Dann ist die Operation beendet und der Arzt legt zu guter Letzt eine Drainage zum Ableiten des Wundwassers in die operierte Wunde ein.

Aber jetzt noch einmal von Anfang an.

In zwei Stunden ist alles vorbei – die Operation

Bevor es richtig losgeht, bekommt man von der Schwester ein Beruhigungsmittel. Armbanduhr, Schmuck und Brille sollten abgelegt sein. Am besten man packt sie in einen Safe, nicht einfach so in den Nachttisch legen. Danach kommt ein Pfleger oder eine Schwester und fährt einen samt Bett quer durchs Haus in den Operationssaal. Hier bekommt man dann noch eine grüne Haube für die Haare und steigt auf eine Operationsliege um. Langsam wird einem alles egal und die Aufregung legt sich. Das Beruhigungsmittel wirkt bereits und sorgt dafür, dass man eine angenehme „LMAA“-Stimmung bekommt.

Ein herrlich friedvolles Gefühl macht sich breit und jegliche Angst und Anspannung verschwindet.

So ging es dann weiter: Zwei grüne Kittel traten an mein Bett. Es waren die Narkoseärztin und die Operationsschwester, die sich freundlich lächelnd vorstellten. Mir war alles recht. Während ich friedvoll vor mich hin döste, kam eine weitere Schwester und befestigte eine Kanüle an meinem rechten Arm. Dann verschwand sie genauso schnell wie sie gekommen war.

Da höre ich wie sich Stimmen nähern und entnehme ihren Worten, dass der Operationssaal jetzt frei wäre. Mit den Worten „es geht los" setzt die Operationsschwester mein Bett in Bewegung. Ehe ich mich versehe, liege ich auch schon unter einer großen runden hellen Lampe. Das Licht blendet und ich beginne zu blinzeln. Die Schwester nickt mir freundlich zu. Nachdem sich die Narkoseärztin vergewissert hat, dass es mir gut geht, sagt sie: „Dann kann es ja losgehen!". Ich nicke. In ihrer Hand hält sie eine Maske und bittet mich, dreimal tief einzuatmen. Willig schließe ich die Augen: „Jetzt geht es dir an den Kragen!"

Eins, ein tiefer Atemzug, ich bin voll da, zwei, erschrocken denke ich, „wenn die Narkose bei mir nicht wirkt und ich gar nicht einschlafe..." Drei ... und ich höre nur noch ganz aus der Ferne: „Eine Gute Nacht und schlafen sie schön", dann bin ich weg.

Eine Operation dauert ungefähr eine Stunde. Eine Brustamputation etwa eine halbe.

Als ich langsam wieder zu mir kam, war ich schon auf unserer Station. Ein Pfleger schob mich gerade samt Bett über den Flur. Vorbei an meinem Mann und meiner Tochter, die schon sehnsüchtig auf mich warteten. Alles war noch verschwommen, alles noch gar nicht wahr.

„Es ist vorbei!!!!“, realisierte ich, als ich nach und nach wieder zu mir kam. Um meine Brust spürte ich einen strammen Wickel. Ansonsten war alles noch dran an mir. Wie schön.

Aus meiner Operationswunde lugte ein kleiner Schlauch. An seinem Ende war ein Beutelchen befestigt. Hier hinein konnte das Wundwasser und auch Blut aus meiner Wunde ablaufen. Man nennt das Ganze Drainage.

Eine unbequeme Angelegenheit. Jede unkontrollierte Bewegung ziepte. Deshalb versuchte ich, mich so wenig wie möglich zu bewegen.

Erst als die Schwester das Tütchen mit einer Art Kabelbinder am Bett festmachte, hörte das Ziepen auf. Welche Erleichterung.

Dennoch war es eine umständliche Konstruktion. Es war eine einzige Knüpperei, als ich aufstehen wollte, denn dafür musste ich jedes Mal die Konstruktion wieder lösen. Ein Geduldspiel. Beim Aufstehen ging das Gewusel weiter, denn ich wusste nicht wohin mit dem Beutel.

Langsam fuchste ich mich etwas ein, denn beim Laufen steckte ich das Beutelchen in die Bademanteltasche und auf der Toilette landete es auf meinem Schoß wie Frau Jaschkes Handtasche.

Wie sah mein Körper aus? Um die Wunde herum war alles breitflächig mit einer rötlich-braunen Farbe eingepinselt. Es war Jod. Diese Farbe ist wirklich „echt“.

Es gibt noch eine lustige Episode.

Wenn ich an meinen ersten Gang zur Toilette denke, muss ich schmunzeln. Ich hatte eine nette Bettnachbarin. Sie hatte vor Jahren eine Hirntumoroperation überstanden. Nun war sie nur noch jährlich zur Kontrolle im Krankenhaus. Sie war also relativ fit. Irgendwie hatte sie immer ein Auge auf die „frisch Operierte“, nämlich mich und erfasste sofort mein Vorhaben, als ich zur Toilette wollte. Da sie wusste, dass ich noch etwas wacklig auf den Beinen war, bot sie sich an, mit mir aufs Klo zu gehen. Ich spürte eine innere Abwehrhaltung. Das wollte ich ja nun doch alleine bewerkstelligen. Freundlich dankte ich ihr für die angebotene Hilfe, doch sie ließ sich von ihrem Vorhaben nicht abbringen. Das wurde mir schnell klar. Entschlossen erklärte sie mir, dass das gar kein Problem wäre.

Ich wehrte ein letztes Mal ab. Gemeinsam mit einer Fremden aufs Klo? Das war mir dann doch zu intim. Nachdem sie eine Weile auf mich eingeredet hatte und mir versprach, vor der Tür zu warten, willigte ich schließlich ein. Mit einem immer dringenderen Bedürfnis wälzte ich mich langsam aus dem Bett. Während ich noch an dem Kabelbinder herumknüpperte, stand sie schon in Windeseile an meinem Bett, nickte mir zu und hielt mir ihren Arm hin. Ich stand langsam auf und hantierte ein wenig herum, um eine passende Stellung für meinen Beutel zu finden. Mir schmerzten die Glieder.

Langsam schlüpfte ich in meine Pantoffeln und hakte ich mich schließlich bei ihr ein. Nun schlurften wir beide, Arm in Arm, mit kleinen Schritten, wie ein altes Ehepaar in Richtung Toilette. Ich in meinem OP-Hemd, das bei jedem Schritt ein wenig aufklaffte und in meinen schicken Kompressionsstrümpfen. Sie passte sich geduldig meinem Tempo an. Endlich erreichten wir die Toilette, die nur einige Meter von meinem Bett entfernt war. Meine Bettnachbarin bezog sofort Stellung vor der Toilettentür, während ich mühsam ins Bad schlurfte. Ich war fix und fertig, als ich endlich auf dem Klo saß. War das anstrengend! Ich atmete erst einmal tief durch. Der Rest ging dann wie von allein. Als ich verrichteter Dinge die Spülung bedienen wollte, traute ich meinen Augen nicht. Was war das? „GRÜN!!!" In der Toilettenschüssel befand sich eine undefinierbare apfelgrüne Flüssigkeit. Es war die blaue Markierungsfarbe, die sich mit meinem Urin vermischt hatte. Also nicht wundern. Apfelgrün ist völlig okay. Meine Zimmergenossin bewachte derweil draußen weiter die heiligen Hallen. Als ich die Toilettentür öffnete, sah sie mich freundlich an. Irgendwie hatte sie etwas Rührendes in ihrer Art. Da wir ja eh schon persönlicher waren, als ich eigentlich wollte, vertraute ich ihr auf dem Rückweg mein „kleines Geheimnis" an. Mit großen Augen hörte sie mir zu. Grünes PIPI ?!?!

Meine Körperfunktionen arbeiten langsam wieder und schon meldet sich der Magen. Ich habe Hunger. Und ich habe Glück, denn ein paar Stunden nach der Operation bekommt man dann auch wieder etwas zu Essen und zu Trinken. Zwar leichte Kost wie Weißbrot oder Zwieback und Tee, aber immerhin. Danach etwas lesen, etwas schlafen. Am Abend bringt die Schwester Schmerzmittel. Die sorgen für eine gute Nacht.

Die zwei großen Fragezeichen

Die zwei nächsten und wichtigsten Fragen, die dich beschäftigen, sind: „Wie lautet das Ergebnis?“ und „Wie sehe ich jetzt aus?“

Auch wenn es noch eine Weile dauert, bis das endgültige Ergebnis der Operation feststeht, so teilen dir die Ärzte doch schon einmal mit, wie die Operation verlaufen ist und wie viele Lymphknoten entfernt wurden. So weißt du die grobe Richtung. Das genaue Ergebnis erhältst du später. In einer Tumorkonferenz, an der mehrere Ärzte teilnehmen, wird dann das Ergebnis der Operation analysiert, und gemeinsam beraten die Ärzte, wie die Behandlung jetzt weitergehen soll. Jeder Patient bekommt seinen individuellen Behandlungsplan.

Wie lange dauert die Auswertung?

In etwa vierzehn Tagen steht das Ergebnis fest. Der Tumor muss mindestens eine Woche in Wachs eingelegt werden. Dann wird er zur Untersuchung in kleine Scheibchen geschnitten. Diese Scheibchen werden dann genauestens untersucht. Diese Prozedur kann man nicht beschleunigen, da der Wachs erst richtig aushärten muss.

Wie sehe ich aus? Meine Narbe

So wie sicher jede Frau beschäftigte mich neben meiner Gesundheit auch die Frage, wie sehe ich aus unter diesem Druckverband? Wie werde ich in Zukunft meinen Körper akzeptieren wollen und müssen. Die Brust ist ein wichtiges Attribut von uns selbst. Wenn man noch nie einen Körper nach einer Brustkrebsoperation gesehen hat, geistern einem die verschiedensten Vorstellungen im Kopf herum. Natürlich beschäftigte auch mich diese Frage. So kam es, dass ich recht gut mit meinem Wickelverband leben konnte. Ich wollte gar nicht wissen, wie es darunter aussah. Heißt zu Deutsch: Ich hatte Angst. Als dann am nächsten Tag unsere Brustkrankenschwester nach mir sah, musste sie lachen, als ich ihr erklärte, dass ich den Verband noch gar nicht abgemacht hatte. Fünf Minuten später war ich ausgewickelt. Eine kleine mandelförmige Narbe war zu sehen. Meine schlimmsten Befürchtungen hatten sich nicht erfüllt.

Im Artikel über die Strahlentherapie findest du ein Foto, wie die Narbe nach einer Operation aussieht.

Wann darf ich wieder nach Hause?

Der Aufenthalt in der Klinik dauert in der Regel fünf bis sieben Tage. Bevor man wieder nach Hause darf, führt der behandelnde Arzt noch ein Abschlussgespräch. Dann ist es so weit:

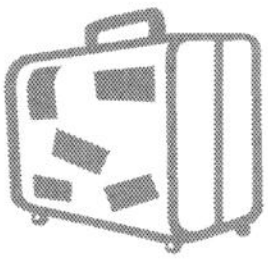

Ich packe meinen Koffer in ein neues Leben

Nachdem die Werte unbedenklich sind und der Behandlungsplan aufgestellt ist, heißt es wieder Kofferpacken, denn nun steht die Entlassung bevor.

Als krebskranke Frau war ich hier vor gut einer Woche eingerückt und mit einer guten Chance auf Gesundung kann ich das Krankenhaus nun wieder verlassen. Ein befreiendes Gefühl.

Im Abschlussgespräch hatte die Ärztin mir mitgeteilt, dass meine Werte soweit in Ordnung seien. Mit ihrer Polaroidkamera machte sie dann ein zweites Foto von meiner Brust. Es sollte das Ergebnis festhalten. Und das konnte sich sehen lassen. Die Operateurin hatte gute Arbeit geleistet. Dann erklärte mir die Ärztin den weiteren Behandlungsplan. Da mein Tumor kleiner als zwei Zentimeter war und langsam wachsend, war für mich keine Chemotherapie vorgesehen. In etwa vier bis sechs Wochen, wenn die Narbe verheilt war, sollte eine Strahlentherapie beginnen. Im Anschluss eine fünfjährige Antihormontherapie. Das war der grobe Fahrplan.

Nachdem ich mich von den Ärzten, Schwestern und von der netten Putzfrau, die jeden Morgen gründlich das dunkelbraune Parkett in meinem Zimmer gewienert hatte, verabschiedet habe, verlasse ich guten Mutes die Klinik. Ich freue mich wie ein kleines Kind auf mein Zuhause, auf meine Familie und auf mein eigenes Bett. Bei dem Gedanken, dass ich Krebs hatte, fangen meine Knie immer noch ganz fürchterlich an zu schlottern. Ja es ist wahr!!! Ich hatte Brustkrebs! Glücklich verdränge ich den Gedanken schnell wieder, hake mich bei meiner Tochter unter, die mich aus der Klinik abgeholt hat und erfreue mich an der herrlichen frischen Luft und den ersten Sonnenstrahlen, die über den Parkplatz blinzeln.

Irgendwie erscheint mir der Himmel viel blauer als vorher. Die Vögel zwitschern viel lauter als damals und die Blumen sind viel bunter als sonst. Ist es so oder bilde ich mir das nur ein? Egal, das Leben hat mich wieder. Voller Vorfreude besteige ich das Auto und kurz darauf sehe ich den Parkplatz und die Klinik kleiner und kleiner werden und ich fahre glücklich in mein neues Leben.

Endlich wieder zu Hause

Es ist schön, wieder zu Hause zu sein. In den nun folgenden sieben Wochen habe ich Zeit, mich von der Operation zu erholen.

Ich habe Rücken

So weit geht es mir gut, nur mein Rücken. Die Nächte sind eine echte Herausforderung. Durch die Narbe kann ich nur auf dem Rücken schlafen und das ist eine Stellung, in der ich normalerweise niemals schlafe. Drehe ich mich auf die rechte Seite, zieht es, auf der linken Seite zu schlafen, ist schon gar nicht möglich, denn da ist die Narbe. So dauert es gar nicht lange und mein Rücken ist hart wie ein Brett. Normalerweise würde ich jetzt ein heißes Entspannungsbad nehmen, aber das geht wegen der Narbe nicht. Automatisch verfalle ich in eine Schonhaltung, bei der ich die Schultern anziehe. Das entlastet zwar für den Moment, führt aber im Endeffekt dazu, dass mein Rücken immer mehr verhärtet und ich dadurch meine Schultern immer mehr anziehe, was schließlich zu Kopfschmerzen führt. Ein blöder Kreislauf.

Nun musste Hilfe her. Sport, oder besser gesagt Dehnungsübungen. In den kleinen blauen Ratgebern fand ich sie dann. Spezielle Übungen für einen verspannten Rücken. Wechselseitig ziehe ich die Schultern nach oben, danach kreise ich die Schultergelenke nach vorn und nach hinten und zum Schluss dehne ich die Schulterblätter so nach hinten, dass sie sich annähern. Das zwackt anfangs ganz schön, schafft dann aber Linderung.

Mein TIPP: *Verbanne alle großen und schweren Handtaschen zeitweise aus deiner Reichweite. Sie sind eine zusätzliche Belastung für deinen Rücken. Sie verführen, wenn noch Platz darin frei ist, diverse kleine Dinge zusätzlich einzupacken. Du verstehst sicher.*

Diese Dehnungsübungen sind gut für die Narbe, die sich in der Regel nach der Operation verhärtet und etwas zusammenzieht. Oft müssen die Nerven bei der Operation durchtrennt werden, was für lange Zeit ein Taubheitsgefühl an dieser Stelle verursacht. Dieses Taubheitsgefühl kann wieder verschwinden. Bei mir hat es ein gutes Jahr gedauert, bis die Nervenenden begannen, wieder zusammenzuwachsen.

Es ist hilfreich für die Heilung, wenn man die Haut vorsichtig um die Narbe herum bewegt. Um sie geschmeidiger zu machen, kann man eine spezielle Narbencreme in der Apotheke kaufen.

Fragen über Fragen

Dankbar darüber, noch eine zweite Chance bekommen zu haben, will ich sie nicht nutzlos verstreichen lassen. Ich stelle mir viele Fragen. So auch die Frage nach der Schuld. „Warum gerade ich? Habe ich etwas falsch gemacht?“

Was ist die Ursache für Krebs? Ich suche in den verschiedensten Büchern nach einer Antwort. Mir fällt das Buch von O. C. Simonton „Wieder gesund werden“ in die Hände. Er ist Psychoonkologe und hat über dreißig Jahre Krebspatientinnen begleitet. Er hat viele Antworten für mich und hier finde ich nachvollziehbare Erklärungen für die Entstehung von Krebs. Simonton stellt einen Zusammenhang zwischen psychischen Faktoren, wie zum Beispiel Stress, Druck, emotionale Belastungen und der Entstehung von Krebs her. Hatten mir doch bisher viele erklärt, dass der Zusammenhang zwischen Stress und Krebs nicht erwiesen sei, so klang das alles hier für mich sehr schlüssig. Ich fand mich in vielen Mustern wieder. Es gibt also Umstände, die die Entstehung von Krebs begünstigen, verstand ich. Stress muss nicht immer schädlich sein. Es gibt ja verschiedene Arten von Stress. Im Gegenteil zu positivem Stress, der ein echter Antrieb sein kann, ist negativer Stress schädlich. Positiver

Stress kann durchaus auch mit Hektik und Druck verbunden sein, ist aber nicht schädlich für uns, weil die Anspannung wieder nachlässt, wenn wir erreicht haben, was wir uns vorgenommen hatten. Im Gegenteil, wir bekommen noch ein Glücksgefühl, das sich einstellt, wenn wir erfolgreich waren. Dieser Stress macht nicht krank. Es ist vielmehr der dauerhafte Druck, der innere Stress, der schädlich für uns ist. Er entsteht durch viele verschiedene Faktoren. Oft hat er die Wurzel in unseren ureigensten Denkmustern, die wir im Laufe unseres Lebens durch Erziehung und Erlebtes entwickelt haben. Diese Muster hatten irgendwann in unserem Leben ihre Berechtigung und waren Teil unserer Überlebensstrategien, die bis weit in unsere Kindheit reichen. Diese Denkmuster merken wir nicht, sie laufen in unserem Unterbewusstsein ab. Nun sind wir ja im Lauf unseres Lebens mit vielen verschiedenen Stress verursachenden Ereignissen konfrontiert. Wenn wir aber, geprägt durch unsere Muster, damit nicht umgehen können oder wir schmerzliche Erfahrungen mit uns herumschleppen, die uns immer und immer wieder innerlich erschüttern (das kann der Verlust eines geliebten Menschen sein oder eine schmerzhafte Trennung, der Verlust unseres Arbeitsplatzes oder eine andere verletzende Begebenheit), dann entsteht ein Kreislauf. Der Betreffende, so erklärt Simonton, versucht das Erlebnis aufzuarbeiten. Da er aber immer wieder mit seinen ureigensten Denkmustern an die Sache herangeht, kommt er immer wieder zu dem gleichen Ergebnis. Er fühlt sich wie ein „Opfer" im Hamsterrad. Durch diesen Kreislauf dreht sich sein Denken und Handeln immer wieder im Kreis und er schädigt durch diesen inneren „hausgemachten" Stress sein Immunsystem. Unser Körper gerät aus dem Gleichgewicht, die Abwehrmechanismen funktionieren nicht mehr so, wie sie es sollten. Das Immunsystem wird geschwächt und der Körper wird anfälliger für Krankheiten. Unser Körper produziert ja im Laufe seines Lebens immer wieder Krebszellen, die dann aber durch unser Immunsystem, unsere innere Polizei, erkannt und zerstört werden. Ist unsere Abwehr geschwächt, reicht es aus, wenn eine Zelle die ihr zugedachte Funktion nicht mehr ausübt und erkrankt. Krebs entsteht. Dieser Mechanismus schafft begünstigende Faktoren für die Entstehung von Krebs, aber wie gesagt, es ist nur ein Faktor von vielen. Die gute Nachricht ist, dass ich so einen gewissen Einfluss auf meine Gesundung habe. Wenn ich es umgekehrt betrachte, kann ich meine Heilung fördern, indem ich Stress abbaue und mich um eine gute emotionale Verfassung bemühe. Es gibt aber noch weitere Faktoren, die eine Erkrankung begünstigen und auf die wir keinen oder wenig Einfluss haben. So zum Beispiel auf erbliche Faktoren. Hier können wir nur durch regelmäßige Vorsorgemaßnahmen das Risiko unter Kontrolle halten.

Es gibt aber eine ganze Menge Dinge, die wir tun können, um uns besser zu schützen, aber dazu möchte ich später in einem eigenen Kapitel noch etwas sagen. Nun erst einmal der Reihe nach. Wenn die Operation vorbei ist, kommt als nächste Etappe die Chemotherapie auf dich zu.

Die Chemotherapie

Die meisten Frauen, die ich getroffen habe, bekamen die Chemotherapie nach ihrer Brustoperation. Das ist aber nicht immer so. Es gibt auch Fälle, da wird die Chemotherapie vor der Operation gemacht. Wie schon erwähnt, jeder Brustkrebs ist anders. Vor der Operation durchgeführt, dient die Chemotherapie dazu, den Tumor vor dem Eingriff erheblich zu verkleinern oder zu zerstören, indem er durch diese „chemische Keule" attackiert wird.

Was ist Chemotherapie eigentlich, was kommt da auf mich zu?

Bei einer Chemotherapie bekommt man Medikamente, sogenannte Zytostatika, die die entarteten Zellen angreifen und somit verhindern, dass sie sich weiter teilen können. Je aggressiver der Krebs ist, umso mehr hat er das Bestreben, sich zu teilen und somit zu verbreiten. In der Teilungsphase ist er am verwundbarsten. Aus diesem Grund spricht ein sehr aggressiver Tumor oft besonders gut auf das Zellgift an. Durch die Chemotherapie sollen alle Krebszellen, die sich im Körper befinden, auch kleinere Herde, die nach der Operation übrig bleiben, zerstört werden. Weiterhin verhindert die Chemotherapie die Bildung von Metastasen. Bereits bestehende Metastasen werden in ihrer Entstehung gehemmt und so wird der Krebs eingedämmt oder im besten Fall ganz zerstört.

Zyklen der Chemotherapie

Die Chemotherapie findet in sogenannten Zyklen statt. Ein Zyklus ist eine Behandlungsphase, die alle ein bis vier Wochen stattfindet. Je nach seinem individuellen „Behandlungsfahrplan" bekommt man zwischen drei und sechs Zyklen. Jeder Patient hat sein eigenes Therapiechema.

Wie wird die Chemotherapie durchgeführt?

Die Behandlung wird fast immer in einem speziellen Behandlungsraum in der onkologischen Abteilung durchgeführt, manchmal aber auch beim Hausarzt. In der onkologischen Abteilung sitzen meist mehrere Frauen in einer Runde und bekommen ihre Behandlung. Die Medikamente, die man dazu einsetzt, heißen Zytostatika. Die *Zytostatika* werden mittels Tropf als eine Infusion über die Vene der nicht operierten Seite oder über einen Port in die Blutbahn geleitet. Hierüber kann sich dann das Medikament im ganzen Körper verteilen. Die Behandlung kann dreißig Minuten aber auch mehrere Stunden dauern, da die Flüssigkeit langsam verabreicht wird. Individuell wird ein Zyklus an einem oder auch an mehreren Tagen durchgeführt.

Danach folgt eine Pause. In der Pause sollen sich die gesunden Zellen wieder erholen. Da die Behandlung in Zyklen erfolgt, kann man Krebszellen in verschiedenen Entwicklungsstadien erfassen, denn durch die stetige Teilung befinden sie sich auch in verschiedenen Entwicklungsetappen.

Es ist auch so, dass jüngere Frauen, die ein höheres Rückfallrisiko haben, fast immer eine Chemotherapie erhalten.

Zusammenfassend kann man sagen, dass eine Chemotherapie immer angewendet wird, wenn sich der Tumor in einem fortgeschrittenen Stadium befindet, das heißt, er hat eine Größe über zwei Zentimeter erreicht. Ebenfalls bei Metastasen. Jede Chemotherapie wird individuell dem Fingerabdruck des Tumors angepasst. Eine Behandlung kann aus einem oder einer Kombination von mehreren Wirkstoffen bestehen. In der Regel wird der Wirkstoff über einen Tropf verabreicht. Dafür legt man entweder in der Vene oder unterhalb des Schlüsselbeins eine Kanüle, man nennt sie Port.

Vereinzelt gibt es die Chemotherapie in Tablettenform (eine sogenannte orale Chemotherapie), die aber eher in fortgeschrittenen Stadien eingesetzt wird.

Was ist ein Port?

Ein Port ist eine Art Dauerzugang zu einer großen Vene. Am häufigsten wird der Port unterhalb des Schlüsselbeins implantiert. Das geschieht unter Vollnarkose oder ambulant unter örtlicher Betäubung.

Mein TIPP: *Es ist hilfreich bei der Portlegung den BH anzulassen. So kann man besser sehen, wo sich die Träger befinden, damit sie später nicht scheuern.*

Wie sieht so ein Port aus? Eigentlich ist er eine Art hohles Plastikbehältnis, an dem ein kleiner Schlauch befestigt ist, der dann direkt in die dort befindliche obere Hohlvene in der Nähe des Herzens führt. Man nennt dieses etwa vier Zentimeter große Plastikbehältnis auch Portkammer. Sie lässt sich von außen durch die Haut gut erfühlen und kann jederzeit schnell und unkompliziert mit einer speziellen Nadel „angestochen“ werden.

Mein TIPP: *Eisspray benutzen!*

Über dieses System kann man nun problemlos Blut abnehmen oder auch Medikamente verabreichen. Am Ende der Behandlungen kann der Port problemlos wieder entfernt werden. Neben dem Port unter dem Schlüsselbein gibt es auch noch eine andere Art Zugang, die wird unter örtlicher Betäubung im Unterarm eingepflanzt. Der Vorteil des erstgenannten Ports besteht darin, dass man nicht in seiner Bewegungsfreiheit eingeschränkt wird. Des Weiteren ist er praktisch für Frauen mit schwachen Venen. Da ja doch sehr viele Untersuchungen stattfinden und die Chemotherapie über Stunden gehen kann, können auf diesem Wege die Venen geschont werden.

Bei allen Vorteilen, die die Chemotherapie hat, gibt es, wenn wir einmal die Nebenwirkungen außer Acht lassen, einen großen Nachteil. So, wie sie die kranken und aggressiven Zellen zerstört, greift sie leider auch die gesunden Zellen und das Immunsystem an. Zu diesen gesunden Zellen zählen unter anderem die Haarzellen. Es sind Zellen, die sich schnell teilen. Das ist der Grund, warum es bei vielen Frauen zu dem gefürchteten Haarausfall kommt. Nach Beendigung der Chemotherapie beginnen die Haare dann wieder zu wachsen.

Wann fallen meine Haare aus?

Das ist eine Frage, die jede Frau beschäftigt. Das Haar ist Ausdruck unserer Weiblichkeit und der schönste Schmuck, den wir haben. Da ist es nur logisch, dass uns der Gedanke in Angst und Schrecken versetzt, unsere Haare zu verlieren. Und dennoch. Wir kommen nicht drum herum. Nur ganz wenige Frauen bleiben davon verschont.

Wann geht es nun los? Die Haare fallen in der Regel schon im ersten Zyklus nach der ersten Behandlung, oft sogar noch am gleichen Tag aus. Bei den Wimpern und Augenbrauen dauert es etwas länger. Es beginnt mit einem leichten vereinzelten Haarausfall, der sich dann aber immer mehr verstärkt, so dass die Haare mehr und mehr büschelweise ausfallen. An diesem Punkt überlegen viele Frauen, ob sie jetzt selbst zur Schere greifen sollen. Und, sie tun es. Damit erspart man sich einen unangenehmen Leidensweg. Stets ausgefallene Haare auf dem Kopfkissen, im Gesicht und überall, wo man geht und steht. Wer will das schon. Die Frisur ist eh im Eimer und es sieht oft besser aus, wenn man einen Kopf ohne Haare hat, als eine Frisur mit lauter Lücken. Außerdem ist es seelisch belastend, ständig darüber nachzudenken, wie lange es wohl noch dauern wird, bis auch das letzte Haar vom Kopf fällt. Es werden Tränen kullern, das sage ich dir gleich, aber hinterher wirst du dich besser fühlen. Und dann kaufst du dir eine richtig tolle Perücke. Fertig.

Mein TIPP: *Kauf dir VOR der Chemotherapie eine Perücke! Warum? Diesem, für uns Frauen so wichtigem Thema, möchte ich ein ganzes Kapitel widmen.*

Bevor es losgeht – warum es ratsam ist, sich vor der Chemotherapie mit dem Thema Haare zu beschäftigen

Es gibt die verschiedensten Gründe, sich vor der Chemotherapie mit diesem „haarigen" Thema zu beschäftigen. Unsere Haare sind und bleiben nun einmal unsere größte Kostbarkeit. Sie zu verlieren, auch wenn nur für eine gewisse Zeit, ist für uns mit einem großen seelischen Schmerz verbunden.

Es braucht seine Zeit, bis man mit der neuen Situation zurechtkommt. Und hier sind wir auch schon beim ersten Vorteil.

Vorteil: Wir können uns in aller Ruhe an unsere Perücke gewöhnen.

Es ist einfach gut, wenn man unbelastet in ein Perückenstudio gehen und sich hier erst einmal in aller Ruhe die einzelnen Modelle ansehen kann. Hier kann man dann die neue Frisur mit den eigenen Haaren vergleichen. Wie sehe ich aus. Vorher-nachher. Fühle ich mich wohl, oder bin ich das gar nicht? Ist die Farbe identisch mit meinem jetzigen Haar, möchte ich die gleiche Frisur? Viele Perücken sehen wirklich so echt aus, dass man nur mit geschultem Auge erkennen kann, dass das nicht die echten Haare sind.

Viele Frauen wollen anfangs keine allzu gravierenden Veränderungen in Farbe und Form. Sie befürchten, so von Nachbarn und Bekannten auf ihre „neue Frisur" angesprochen zu werden, und das ist ihnen unangenehm. Die Sicherheit kommt erst später beim täglichen Tragen. Wenn man es nicht möchte, muss man sich ja nicht gleich durch eine komplette Wandlung des Aussehens „verraten".

Hier ist daraus resultierend gleich der zweite Vorteil.

Vorteil: Du kannst dich mit diesem neuen Utensil erst einmal anfreunden.

Was ist das überhaupt für ein Gefühl, eine Perücke zu tragen? Ist es warm wie unter einer Mütze? Sitzt sie fest oder rutscht die Perücke hin und her und fegt mir die nächste

Windböe die Haare vom Kopf? Kneift und drückt sie? Kann ich mich überhaupt so annehmen, wie ich jetzt aussehe? Du hast in aller Ruhe Zeit, dich auf die neue Situation einzustellen. Wie fühlt sich das an? Wie fühle ich mich?

Hier habe ich noch ein paar Tipps zur Eingewöhnung:

Mein TIPP: *Sollte die Perücke drücken, das kommt vor und ist meist da, wo die kleinen Schnallen zum Verstellen der Perücke befestigt sind, dann kauf dir ganz normales Blasenpflaster und klebe es zur Abwechslung mal nicht auf die Hacken, sondern auf die Schnallen. Das polstert sie ab und das Drücken hört auf.*

Mein TIPP: *Die Perücke lässt sich innen verstellen. Sie sollte nicht zu locker auf dem Kopf sitzen, da sie sonst leicht verrutschen kann. Wenn du dich immer noch unsicher fühlst, kannst du dir ein spezielles Haarnetz, das man darunter tragen kann, kaufen. Die meisten Frauen verzichten aber darauf, da es etwas unbequem ist. Wenn du nun erst einmal beim Perückenkauf angekommen bist, kommt die nächste Entscheidung-*

Echthaar oder Kunsthaar

Diese Frage muss sich jede Frau selbst beantworten. Es gibt aber einige Faktoren, die dir die Entscheidung erleichtern. Jede Perücke hat ihre Vor- und Nachteile. Ich habe hier einmal einige zusammengetragen:

Echthaar	Kunsthaar
Preis: ca. 1000 Euro	ab 200 bis 500 Euro
verliert bei Feuchtigkeit die Form und muss ständig selbst frisiert werden	waschen-ausschütteln-trocknen-tragen; sie fällt immer wieder in ihre alte Form zurück
sauna- und auch hitzebeständig	nicht hitzebeständig, trocknet durch die Sonne etwas aus und wird dann stumpf
Längere Haltbarkeit	Maximal 1 Jahr

Vielleicht fällt dir die Entscheidung jetzt leichter.

Mein TIPP: *Übrigens, Perücken tragen sich immer noch ein.*

Vorteil: Hier kommt nun der dritte Vorteil, wenn wir wissen, welche Perücke es sein soll.

Was sagen die Leute?

Du hast einen Zeitvorsprung. Du kannst die Perücke tragen, musst aber nicht. So kannst du dich selbst erst einmal mit dem neuen Stück vertraut machen, dich ausprobieren. Vielleicht gehst du nur mal in einen Supermarkt, in dem dich keiner kennt und achtest auf die Reaktion der Leute. Dann wirst du mutiger und unterhältst dich mit einer Verkäuferin. So steigerst du dich nach und nach. Du wirst merken, dass die Leute ganz normal mit dir umgehen und es oft gar nicht merken, dass du keine Haare hast. So wirst du immer selbstsicherer werden und bald gar nicht mehr darüber nachdenken, dass das nicht deine eigenen Haare sind.

Später, viel später werden dir auch sehnsüchtige Blicke von manchen Frauen begegnen, die dich um deine „schöne Haarpracht" beneiden. Denn du wirst von nun an immer gut frisiert sein. Das ist ein kleines Trostpflaster für deine Misere.

Falls du dich für die kostengünstigere und weitaus unkompliziertere Variante einer Kunsthaarperücke entschieden haben solltest, möchte ich dir noch ein paar Tipps mit auf den Weg geben, die dir helfen, das gute Stück so lange wie möglich zu erhalten.

Mein TIPP: *NIE und ich meine wirklich NIE mit heißem Wasser waschen. Wenn du das nämlich machst, kriselt die Perücke, ähnlich wie eine geschmolzene Plastiktüte, und die Perücke ist hin und zwar für immer. Dann siehst du aus wie ein Mopp und der Schaden ist nicht mehr zu reparieren. Also, die Perücke immer mit handkaltem Wasser und Spezialschampon ausdrücken. Nicht wringen. Dann leicht ausschütteln oder in einem Handtuch ausdrücken und zum Trocknen auf einen speziellen Ständer oder einfach über den Duschkopf hängen. Trocknen lassen. Fertig. Wenn du willst, kannst du sie noch mit etwas Spezialweichspüler behandeln. Die Trockenzeit beträgt etwa acht bis zehn Stunden. Am besten abends waschen und morgens wieder aufsetzen.*

Mein TIPP: *Und noch ein wichtiger Hinweis. Die Perücke nicht nass durchkämmen, sonst wird die Frisur ruiniert.*

Und natürlich eine Kunsthaarperücke niemals föhnen.

Ansonsten kannst du sie ganz normal frisieren. Sie verträgt toupieren und mit Spezialhaarlack kannst du sie auch in die richtige Form sprühen.

Wenn die Perücke etwas älter oder durch die Sonne ausgetrocknet ist, kannst du sie mit einem speziellen Glanzlack wieder auf Vordermann bringen.

Mein TIPP: *Perücke nicht über eine Lampe hängen, die ständig angemacht wird. Selbst diese Wärme ist schon zu viel für deine Perücke.*

Mein TIPP*: Noch so ein unbewusster Perückenzerstörer ist deine Bratröhre. „Was?“, wirst du dich jetzt fragen. Beim Öffnen der Bratröhre, und sei es noch so kurz, strömt heiße Luft nach draußen und meist auch in Richtung deiner Haare. Diese heiße Luft kriselt im schlimmsten Fall deine Haare, ähnlich heißer Wasserdampf beim Kochen. Also immer ab mit dem Ding beim Kochen und rauf auf die Obstschale. Nein! Also absetzen.*

Wie ist es nun beim Sport?

Eigentlich kein Problem. Beim Walken kann man zum Beispiel auch eine Schiebermütze tragen.

Wie ist es in der Nacht?

In der Nacht wird die Perücke natürlich abgesetzt. Nun haben mir viele Frauen erzählt, dass sie in der Nacht durch den kahlen Kopf frieren. Sie beheben das Problem mit einer kuschelig weichen Nachtmütze. Gute Zweithaarstudios bieten solche Mützen an.

Dort kann man auch spezielle Tücher zum Binden oder Turbane kaufen. Wer noch mehr kaschieren möchte, kann sich einen Kunsthaarpony zum Einstecken kaufen.

Wie ist es im Winter?

Im Winter, unterm Strickhut oder der Ballonmütze, würde ich allenfalls eine alte Perücke tragen oder besser noch, gar keine. Durch das Reiben der Mütze leidet die Perücke sehr. Es ist außerdem unbequem, erst eine Perücke und dann noch einen Hut auf dem Kopf zu haben. Das ist ja wie ein Hut auf dem Hut.

Falls du dazu noch einen kleinen Kopf hast, dann sieht ein Strickhut ohne Haare darunter nicht schön aus. Aber auch hier gibt es Abhilfe.

Mein TIPP: *Ein kleines Handtuch oder ein altes Schulterpolster, versteckt unter deiner Strickmütze oder deinem Turban, ersetzen die nicht mehr vorhandene Haarfülle perfekt.*

Und zum Abschluss noch eine letzte Frage:

Wo lagere ich meine Perücke?

Es gibt Styropor-Köpfe (Preis: ca. 10 Euro), die man in jedem Zweithaarstudio kaufen kann. Des Weiteren gibt es zusammenklappbare Reiseständer aus Plastik, die ich aber nicht empfehlen würde, da sie wackelig sind und die Perücke dort auch nicht optimal sitzt. Auch jede kleine Lampe ist möglich, sie darf nur nicht eingeschaltet werden. HITZE!!!

Wenn wir nun wissen, dass die Haare in der Regel schon im ersten Zyklus auszugehen beginnen, haben wir gut vorgesorgt und können uns mit dem nun nicht mehr ganz so unbekannten „Ding“ behelfen. Vielleicht fällt uns nun die Entscheidung leichter, die restlichen Haare auf dem Kopf selbst abzurasieren. Und wenn nicht – auch egal. Es gibt eine gute Lösung für das Danach. Ein Turban ist auch keine schlechte Sache, aber ich finde Haare sind Haare.

Ich könnte es seelisch viel leichter ertragen, wenn ich meine eigenen Haare durch eine gute Perücke ersetzen kann. Sozusagen Haare durch Haare ersetzen. Das fühlt sich einfach besser an und ist weniger deprimierend. Kein Mensch läuft ja im normalen Leben mit einem Turban herum, außer, er bekommt eine Chemotherapie. Der verrät einen. Vielleicht brauchst du ja auch keins von beiden und gehst quasi „oben ohne“. Wenn du möchtest und dazu stehen kannst. Bravo. Herzlichen Glückwunsch, dann kannst du das letzte Kapitel überspringen.

Und einen kleinen Trost gibt es ja außerdem noch. Es ist alles nur für eine bestimmte Zeit. Sobald die Chemotherapie vorbei ist, fangen die Haare wieder an zu wachsen. Und manchmal schöner und voller als vorher.

Übrigens: Wellige Haare nach der Chemotherapie sollen ein Zeichen für gutes Gelingen der Chemotherapie sein.

Welche Kosten übernehmen die Kassen?

Die meisten Kassen übernehmen die Kosten der ersten Perücke als medizinisch notwendige Leistung. Es kann eine Zuzahlung von 5,00 bzw. 10,00 Euro auf dich zukommen.

Nicht erstattete Kosten sollten immer bei der Steuererklärung mit angegeben werden.

Wenn auch noch Wimpern und Augenbrauen ausgehen

In einigen Fällen kann es passieren, dass nicht nur die Haare, sondern auch die Wimpern und Augenbrauen ausgehen oder es vereinzelte kahle Stellen gibt. Das ist sicher im ersten Moment erschreckend, nun auch noch das. Aber auch hier gibt es Abhilfe.

Wenn das für dich ein Thema ist, dann gehe direkt vom Zweithaarstudio in die Kosmetikabteilung. Hier findest du alles, um auch das professionell kaschieren zu können.

Die Wimpern

Einzelne kahle Stellen lassen sich mit kleinen einzelnen Wimpernbüscheln ausbessern.

Sind alle Wimpern ausgegangen, dann benutzt man am besten Wimpernbänder. Wenn du ein blonder Typ bist, dann achte darauf, dass die Wimpern nicht zu dunkel, zu dicht oder mit einem breiten dunklen Lidstrich versehen sind. Hier gilt die Devise, weniger ist mehr. Je dezenter die Wimpern sind, umso natürlicher wirkt das Ganze.

Ich habe sehr viele Wimpern ausprobiert und viele haben mich eher entstellt. Ich sah aus, als wollte ich zum Fasching gehen. Sie kaschierten mein Problem nicht, im Gegenteil sie verstärkten es noch. Nun habe ich eine Sorte gefunden, die ich wirklich empfehlen kann. Das sind die Wimpern von eylure Naturalites Nr. 20 oder Nr. 30. Nr. 20 ist sehr natürlich, Nr. 30 wie leicht geschminkt. Sie kosten 13,00 Euro. Ein entsprechender Kleber ist dabei. Er ist aus Silikon und kann wieder abgezogen werden. Aber Vorsicht dabei, denn bei zu starkem Ziehen kann sich das ganze Wimpernbändchen verziehen. Die Wimpern können geschminkt werden wie echte. Bei täglichem Gebrauch halten sie etwa acht bis maximal zehn Tage. Anfangs ist es eine ganz schöne Fummelei, ähnlich wie das Einlegen von Kontaktlinsen, aber mit der Zeit bekommt man eine gewisse Fingerfertigkeit und in zwei Minuten ist die Sache erledigt. Der Effekt entschädigt dann für die Geduldprobe. Zur Nacht würde ich die Wimpern nicht tragen.

Die Augenbrauen

Kleine einzelne kahle Stellen in den Augenbrauen können ganz leicht mit einem Augenbrauenstift nachgezogen werden.

Falls alle Augenbrauen völlig ausgefallen sind, ist es nicht für jeden leicht, zwei gleichmäßige Brauen hinzuzaubern. Auch für diesen Fall gibt es Abhilfe. In den Kosmetikabteilungen gibt es kleine Schablonen aus Plastik. Hier sind die verschiedensten Formen von Augenbrauen ausgestanzt. Gebogene, breite, dünne. Man legt die Schablone an und tupft mit einem kleinen Pinsel schwarzen oder braunen Puder darüber. Fertig sind die Augenbrauen.

Mein TIPP: *An heißen Tagen können die Augenbrauen verlaufen. Es gibt einen speziellen Überlack von ARTDECO Magic fix, der eigentlich zur Fixierung von Lippenstift gedacht ist. Diesen durchsichtigen Überlack pinselt man auf die fertigen Augenbrauen und sie halten den ganzen Tag.*

Mein TIPP: *Es gibt kostenlose Kosmetikseminare für Krebspatientinnen über die DKMS live.*

Diese Seminare sind bundesweit organisiert und finden in über 200 Einrichtungen, wie z. B. Kliniken statt. Frage doch einfach einmal in deiner Klinik nach, ob dort auch so etwas angeboten wird. Hier bekommst du Schminktipps von einer Kosmetikerin und auch Anregungen, wie du Tücher und Turbane binden kannst, falls du das möchtest. Am Ende des Seminars erhältst du noch eine Tasche mit hochwertigen Kosmetikprodukten als Geschenk. Na, wäre das nicht auch etwas für dich?

Nachdem wir nun über viele kosmetische Themen gesprochen haben, möchte ich mich wieder der eigentlichen Chemotherapie zuwenden. Leider ist es so, dass die Chemotherapie mit all ihren positiven Eigenschaften auch viele Nebenwirkungen hat.

Ein Wort zu den Nebenwirkungen – Tipps zu ihrer Milderung

Wie wir schon mehrfach festgestellt haben, reagiert jede Frau anders auf die angesetzten Therapien.

Die eine hat wenig bis gar keine Nebenwirkungen, die andere fühlt sich in ihrer Lebensqualität ganz stark eingeschränkt. Darum möchte ich noch ein paar Worte zu den Nebenwirkungen sagen und auch auf eventuelle Hilfemaßnahmen hinweisen.

Die Nebenwirkungen entstehen, da die Chemotherapie auch die gesunden Zellen in Mitleidenschaft zieht und somit das Immunsystem geschwächt wird.

Übelkeit und Erbrechen

Eine der häufigsten Nebenwirkungen war bisher immer Übelkeit und Erbrechen. Hier gibt es einige Dinge, die man dagegen tun kann. Es gibt inzwischen Medikamente, die den Brechreiz im Gehirn ausschalten können und so der Übelkeit vorbeugen. Frage einfach deinen Arzt danach. Ich las auch, dass es hilfreich wäre, viel zu trinken. Natürlich Wasser oder Tee. Auf Alkohol sollte während dieser Zeit allerdings völlig verzichtet werden. Dann hörte ich wiederum, dass ein voller Magen nicht gut sei. Probiere am besten selbst aus, was dir gut tut.

Des Weiteren entlastet leichte Kost den Organismus. Man sollte möglichst in aller Ruhe, ohne jede Hektik und nicht unmittelbar vor der Chemotherapie essen. Besser sind häufige kleine Mahlzeiten.

Kräftige und auch alle süßlichen Düfte regen den Brechreiz an. Auf sie solltest du möglichst verzichten.

Kein Nikotin.

Eine Freundin berichtete mir, dass eine Woche nach ihrem ersten Zyklus alles salzig schmeckte. Dieser Zustand hielt etwa zwei Tage an, dann war alles wieder normal. Nach dem zweiten Zyklus wiederholte sich das Spiel. Wenn man nun ein Stück Schokolade mit dem Geschmack von Salz kombiniert, kann man sich in etwa vorstellen, wie köstlich das ist. Hier halfen ihr Eiswürfel aus Salbeitee und die zuckerfreien Salbeibonbons. Durch die Eiswürfel wird die Mundschleimhaut weniger durchblutet und ist dadurch keimfreier. Das beugt einer Mundschleimhautentzündung, auch Soor genannt, vor. Ich kenne diese Entzündung von meiner Tochter als Baby. Dort bilden sich kleine Bläschen und das Ganze ist sehr unangenehm.

Fatigue

Fatigue ist eine ständige Müdigkeit und Abgeschlagenheit. Ich gehe zu einem späteren Zeitpunkt noch einmal näher auf diese unangenehme Krankheit ein.

Entzündungen der Mundschleimhaut, Beschwerden beim Schlucken

Wie schon erwähnt. Hier helfen wieder die Eiswürfel aus Salbeitee und auch Salbeibonbons ohne Zucker. Man kann die Eiswürfel auch aus anderem Kräutertee (wie zum Beispiel Pfefferminz- oder Melissentee) anfertigen, wenn man den Geschmack von Salbei nicht mag. In der Apotheke gibt es Mundspülungen, die Linderung bringen. Um die Mundschleimhaut zu schonen, sollte auf säurehaltige, scharfe und zu heiße Speisen verzichtet werden.

Kribbeln oder versteiftes Gefühl in Händen und Füßen

Gegen Gelenk- und Nervenschmerzen kann der Arzt Schmerztabletten verschreiben. Um die Versteifungen oder das Kribbeln in Händen und Füßen zu lindern, kann eine Physiotherapeutin spezielles Bewegungstraining machen.

Herzmuskelschwäche oder Herzrhythmusstörungen

Die Medikamente können auch Beschwerden des Herzens verursachen. Hier ist aber immer der Rat eines Kardiologen gefragt. Das Medikament Dexrazoane schützt das Herz während der Chemotherapie.

Vereinzelt kommt es zu Gangunsicherheiten, hier kann eine Physiotherapeutin helfen.

Blutwerte – Anämie – Blutarmut

Durch die Chemotherapie verändert sich das Blutbild und wir werden anfälliger für Infekte. Deshalb sollten Menschenansammlungen gemieden werden.

Durch ständige Kontrolle der Blutwerte kann eine zu starke Schwächung des Immunsystems erkannt werden und der behandelnde Arzt wird durch Medikamente dagegen angehen.

Visualisierung

Ich möchte zum Abschluss noch zwei Dinge ansprechen. Wir alle wissen, dass die Chemotherapie viele Zellgifte in unseren Körper leitet. Nun gibt es zwei Möglichkeiten, mit dieser Thematik umzugehen. Ich kann mir vorstellen, dass mein Körper nach und nach vergiftet wird und entwickle so eine gewisse innere Abwehr oder ich kann die Chemotherapie als eine Art Lebensrettungsmaßnahme betrachten, als etwas Positives und Hilfreiches. Ein Freund erzählte mir, dass er, während der Tropf lief, innerlich immer mit sich sprach: „Lieber Körper, nun bekommst du wieder dein Lebenselixier." Er nahm die Behandlung als eine positive und lebenserhaltende Maßnahme an. Ich fand die Idee ganz toll. Übrigens lag seine Chemotherapie zum Zeitpunkt unserer Unterhaltung schon einige Jahre zurück. Er ist geheilt. Das Lebenselixier hatte gewirkt.

Eine zweite schöne Geschichte. Tanja bekommt gerade eine Chemotherapie. Sie erzählte mir, dass sie sich immer vorstellt, durch die Chemotherapie gleiten viele kleine Männlein in ihren Körper und bearbeiten mit kleinen Spitzhacken den Krebs. Danach kommt eine Reinigungskolonne und fegt den ganzen Müll aus dem Körper.

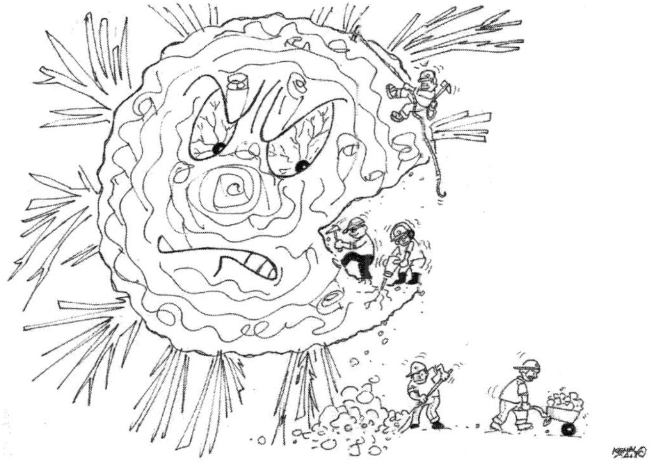

Wenn du diese mentalen Dinge für dich annehmen kannst, ist es vielleicht eine Idee, auch deinen Körper durch diese Vorstellungen zu unterstützen.

Die Strahlentherapie

Nun ist er da, der Tag, an dem die nächste Etappe beginnt. Entweder hast du jetzt die Chemotherapie gut hinter dich gebracht oder es sind seit der Operation vier bis fünf Wochen vergangen und deine Narbe ist so weit verheilt, dass die Strahlentherapie beginnen kann.

Manchmal wird die Strahlentherapie aber auch während der Chemotherapie, etwa in der Mitte der Behandlung zwischen den Zyklen, gemacht. Auch hier hat wieder jeder seinen eigenen individuellen Behandlungsplan.

Was soll die Strahlentherapie bewirken und ist sie überhaupt nötig oder schädige ich mich damit noch mehr?

Diese Frage wirst du dir sicher stellen. Vielleicht ist der Krebs durch die Operation längst beseitigt. Warum soll man sich nun noch dieser Strahlendosis aussetzen? Das kann doch nicht gesund sein? Jeder weiß, dass radioaktive Strahlen schädlich sind. Wir alle erleben tagtäglich, was derzeit in Japan durch Radioaktivität ausgelöst wird. Riskiere ich nicht schon wieder meine Gesundheit?

Die Strahlentherapie ist darauf gerichtet, den Körper von noch vorhandenen Metastasen zu befreien. Durch die Strahlen haben sie keine Möglichkeit mehr, sich zu teilen und so weiter zu wachsen. Sie sterben ab. Es ist wissenschaftlich erwiesen, dass die Rückfallrate durch die Bestrahlung deutlich geringer ist. Bei einer brusterhaltenden Operation wird **IMMER** bestrahlt.

In einigen Fällen wird aber auch vor der Operation bestrahlt. Das ist zum Beispiel der Fall, wenn der Krebs schon so weit verbreitet ist, dass er nicht mehr operiert werden kann.

Eine Ausnahme bildet die Brustamputation. Hier ist nicht immer eine Bestrahlung nötig. Die Bestrahlung nach der Brustamputation findet nur dann statt, wenn der Tumor größer als drei Zentimeter war oder es mehrere Tumore gab.

Bei einem ausgebreiteten Befall kann auch zusätzlich die Achselhöhle bestrahlt werden, um auch die Lymphwege von schlummernden Tumoren zu befreien.

Wie viel? Wie oft? Wie lange?

Eine Strahlentherapie dauert in der Regel zwischen fünfeinhalb und acht Wochen. Die Dosis wird für jeden individuell festgelegt.

Normal ist eine Dosis von +/- 50 Gray insgesamt.

Die Menge wird dann auf die einzelnen Behandlungen aufgeteilt. Bestrahlt wird meist fünfmal pro Woche. Zwei Tage Pause dienen der kurzen Regeneration. Pro Woche bedeutet das, fünfmal 1,8 bis 2 Gray.

Wie und wo findet die Strahlentherapie statt?

Die Bestrahlung findet oft in abgelegenen Trakten der Kliniken statt, eben wegen der Strahlenbelastung. Das sind meist die unteren Etagen/Kellerräume. Obwohl der Trakt in meiner Klinik hell gestrichen war und bunte Blumen auf dem Tresen standen, hatte ich jedes Mal ein unwohles Gefühl, wenn ich die abgeschirmte Strahlenabteilung betrat. Ein Warnschild deutete darauf hin, dass ich mich jetzt auf „verseuchten Boden“ begebe. Hier befinden sich also die schädlichen radioaktiven Strahlen. Alles war gut gesichert, selbst die Schwestern suchten Schutz in einem Nebenraum, um nichts von der schädlichen Strahlung abzubekommen. So empfand ich das damals – ein gefährliches Terrain. Irgendwie bedrohlich. Und ich, gerade noch dem Tod entkommen, sollte mich nun schon wieder einem neuen Risiko aussetzen? Mit vollem Bewusstsein sollte ich mich nun schutzlos unter dieses Ding namens Linearbeschleuniger legen?

Was ist ein Linearbeschleuniger?

Der Name ist lateinisch und bedeutet nichts anderes als geradlinig. Er beschreibt mit seinem Namen seine Tätigkeit. Das heißt, die Strahlen, die erzeugt werden, sind elektrisch geladene Teilchen, sogenannte Elektronen. Diese werden in einem elektromagnetischen Feld auf gerader Strecke beschleunigt. Dann treffen sie auf mich. Sie treffen zielsicher auf die zu bestrahlende Stelle, die vorher haargenau auf meinem Körper aufgezeichnet worden war. Auf diese Art und Weise kann man die geplante Menge in Lichtgeschwindigkeit auf den Körper schießen. Das ist eine Sache von Sekunden.

Wie sieht so ein Linearbeschleuniger aus?

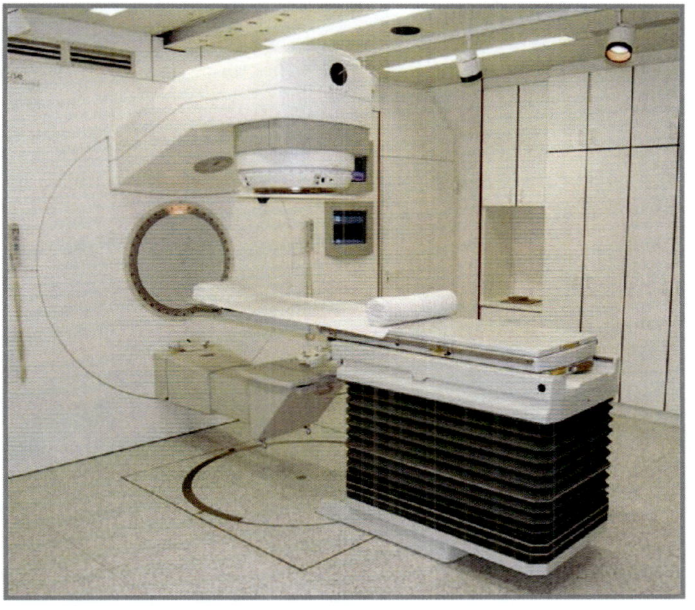

An dieser Stelle einen lieben Dank an die SozialStiftung Bamberg, an die Praxis für Radiologie und Strahlentherapie unter der Leitung von Prof. med. H.-J. Thiel, die uns dieses Bild, fotografiert von Herrn Freundl, zur Verfügung gestellt hat.

Wie du hier auf dem Foto siehst, ist es eigentlich nur ein großer grauer Kasten aus Metall. Er befindet sich auf der radiologischen Station und steht fest verankert in einem eigens dafür eingerichteten strahlensicheren Raum.

An ihm befestigt ist ein großes rundes Gebilde wie von einem anderen Stern. Das ist der Teil, mit dem die Bestrahlung durchgeführt wird.

In Aktion fährt das Gerät klackend um die Liege herum bis an die Stelle, wo bestrahlt werden soll. Dort hält es inne und mit einem Surren bestrahlt es den dafür vorgesehenen Bereich. Vorher hat man auf der Bestrahlungsliege Platz genommen, die vor dem Linearbeschleuniger steht. Sie sieht aus wie eine ganz normale Liege. Spezielle Unterlagen unterstützen, dass der Kopf und die Gliedmaßen ruhig liegen bleiben. Es soll verhindert werden, dass man seine Position während der Bestrahlung verändert und dadurch eine falsche Stelle bestrahlt wird. Der Patient darf sich, wenn er einmal in Position ist, keinen Millimeter mehr bewegen. Selbst tiefes Einatmen ist während der kurzen Bestrahlungszeit nicht erlaubt. Das Ganze ist eine höchst präzise Angelegenheit und die Schwester muss konzentriert arbeiten.

Aber nun möchte ich erst einmal auf den genauen Ablauf der Strahlentherapie eingehen.

Simulation und Anzeichnen

Wie auf jeder Etappe der Brustkrebsbehandlung, so wird auch hier wieder ein individueller Behandlungsplan für jeden Patienten aufgestellt.

Als Erstes werden per Computertomographie Aufnahmen des Brustkorbs gemacht. Diese Aufnahmen, eine Art Röntgenbilder, werden dann elektronisch gespeichert und mit dem zu bestrahlenden Feld verglichen. So werden die späteren Bestrahlungsfelder festgelegt.

Im nächsten Schritt wird eine Bestrahlung „simuliert".

Das ist ähnlich wie beim Trockenschwimmen. Man tut so, als ob man bestrahlt wird, aber es sind nur Röntgenstrahlen, die den Körper treffen. Die Ärzte überprüfen, ob die Strahlen die richtige Stelle treffen *würden*. Habe ich das jetzt richtig erklärt? Dann werden die zu bestrahlenden Felder festgelegt und gespeichert. Erneut wird simuliert. Wenn alle Felder festgelegt wurden und stimmen, werden sie mit einem Edding von einer radiologischen Schwester auf dem Körper angezeichnet. Man ist jetzt in Felder aufgeteilt. Das nennt man „Markierung". Diese Markierung muss bis zum Ende der Bestrahlungszeit auf der Haut bleiben und darf nicht abgewaschen werden. Sie ist die Landkarte für den Linearbeschleuniger. Falls die Markierung verblasst und das geht relativ schnell, wird sie von der Schwester nachgezeichnet. Im letzten Schritt der Simulation muss man sich auf eine nachgebildete Bestrahlungsliege legen. Nun ist alles wie bei einer richtigen Bestrahlung. Nur, dass man mit einem „Durchleuchtungsgerät" bestrahlt wird. Manche Markierung verläuft von der Seite schräg. Der Verlauf der Strahlen wird immer so berechnet, dass das Herz oder die Lunge nicht geschädigt werden.

Die ganze Prozedur dauert etwa eine Stunde, viel länger, als man später für die gesamte Bestrahlung braucht. Das liegt daran, dass man erst einmal eine richtige Einstellung finden muss, die dann im Anschluss immer wieder genutzt wird.

Die blanke Wahrheit

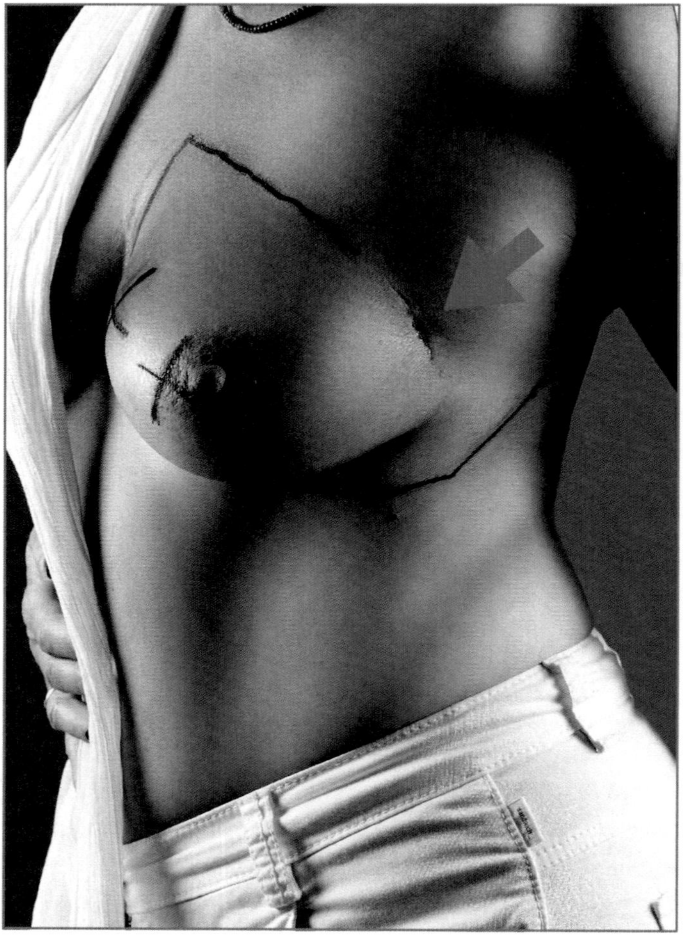

Foto: Marie Staggat – Foto Kirsch

Jetzt kann es losgehen – die richtige Bestrahlung beginnt

Generell kann man sagen, je früher eine Bestrahlung stattfindet, umso besser. Deshalb werden dir die Ärzte auch, nachdem deine Wunde verheilt ist, den nächstmöglichen Termin geben. Dann geht es los.

Hier plaudere ich einmal ein wenig aus dem Nähkästchen. Wie läuft so ein Behandlungstag ab?

Bewaffnet mit einem großen Handtuch, meldet man sich am Empfang. Meist wird man nach kurzer Zeit aufgerufen und geht in die Kabine, um den Oberkörper freizumachen. Ist die Kriegsbemalung noch da? Alles perfekt. Dann kann es losgehen. Nachdem mich die Schwester aufgerufen hatte, ging ich in den Bestrahlungsraum und legte mich auf eine Liege, die vor diesem großen grauen Bestrahlungskasten stand. Die Schwester kommt mit irgendwelchen rechteckigen ausgekerbten roten Kissen zurück. Während sie mir das erste Kissen unter den Kopf schiebt, erklärt sie, dass das speziell angefertigte Unterlagen sind, in die man seine Arme, Beine und den Kopf hineinlegt. Das soll verhindern, dass man aus Versehen die Position verändert. Mein Hals ist fixiert, nun kommen die Arme dran. In nach oben gebogener Stellung kommen auch sie zum Liegen. Als letztes die Beine. Lang ausgestreckt landen auch sie ebenfalls in so einer Kissenkuhle. Geschafft, ich liege. Jetzt stellt die Schwester die Liege ein. Hoch, runter, rechts, links, ruckel, ruckel. Mit mir oben drauf, wie eingegipst. Nun wird das Gerät eingestellt, das geht relativ schnell. Die Schwester schiebt irgendwelche Platten hinein. Sie enthalten die Bestrahlungsinformationen. Drei Stellen sollen bestrahlt werden. Sie sind fein säuberlich mit einem Kreuz auf meiner Brust markiert und bilden das Zentrum. Siehe Foto. Um sie herum geben Linien Auskunft über die Felder, die dazu gehören. Die Bestrahlung erfolgt immer in einem bestimmten Winkel, manchmal sehr seitlich, wie schon erwähnt, damit die inneren Organe wie das Herz und die Lunge keine Strahlen abbekommen und geschädigt werden.

Stocksteif und flach atmend liege ich da, als hätte mich ein Bus überfahren. Ich bin angespannt und traue mich kaum zu atmen. Die Schwester ist immer noch mit der Fernbedienung beschäftigt. Mein Herz pocht. Ich versuche ruhig zu atmen. Jetzt bloß nicht noch eine Panikattacke kriegen. Die hatte ich in der letzten Zeit öfter. Mal im Bus, mal auf der Rolltreppe. Wenn ich hier während der Bestrahlung aufspringe, weil mich wieder so eine Attacke erwischt, wäre das gar nicht gut. Ich MUSS liegen bleiben. Ablenken. Luft holen. „Denk an was Schönes!“, pocht es in meinem Kopf. In der Vergangenheit hatte ich zur Entspannung öfter Visualisierungen per CD gemacht. Ja, das ist es. Meine Gedanken kreisen. „Ich liege an einem weißen Sandstrand. Vor mir das blaue Meer. Die Wellen rauschen. Ich liege auf meinem Badetuch und die Sonne lacht mir ins Gesicht. Ein herrlicher Urlaubstag.“ Ich atme tief durch. „Na geht doch!“, denke ich. Da reißt mich die Schwester aus meinen Gedanken. „Ich bin gleich wieder da! Ich überprüfe jetzt noch mal, ob die Position stimmt“, sagt sie und verlässt eilig den Raum. Jetzt wird es ernst.

Ich bin wieder allein. Aus dem Augenwinkel versuche ich zu sichten, was die Schwester da im Nebenraum macht. Ich sehe sie durch eine große Glasscheibe und sie sieht auch mich. „Nicht bewegen!!!!“, tönt es in den Raum. Sie hat mich erwischt. Schnell mache ich wieder die Augen zu. Wir sind sprachtechnisch miteinander verbunden. Das heißt, ich kann sie rufen, wenn es mir nicht gut geht, dann hält sie sofort das Gerät an. Sie kann mich aber auch beobachten und da entgeht ihr nichts. Mist, jetzt krabbelt auch noch meine Nase. Die krabbelt immer, wenn ich mich nicht jucken kann. Mittlerweile bin ich so angespannt, dass das mit dem Visualisieren auch nicht mehr geht. Ein trauriges Gefühl durchströmt mich. Ich bemitleide mich selbst. „Nun liege ich hier, ausgeliefert, wartend, dass die radioaktive Wolke auf mich niedersinkt und mich verseucht, während sich die Schwester dort hinten in Sicherheit gebracht hat und das Ganze beobachtet. „So“, sagt die Schwester und reißt mich aus meinen Gedanken.

Ich bin wieder im Hier und Jetzt.

Entschlossen steht sie wieder neben mir und sagt: „Jetzt kann es losgehen!“ Mit einem letzten: „Nicht mehr bewegen!!!“ verlässt sie wieder den Raum. Sie nimmt hinter der großen Glasscheibe im nebengelegenen Raum Platz und kontrolliert nun per Überwachungskamera das Geschehen. „Im Notfall kann ich ja nach ihr rufen“, denke ich noch und da geht es auch schon los. „Ich schaffe das“, mache ich mir Mut, „wäre doch gelacht!“ Mit leichtem Klacken bewegt sich zielgerade der Apparat um mich herum und macht seine Arbeit. Es surrt. Ich merke nichts. Gar nichts, nicht einmal Wärme. Obwohl ich meine Augen geschlossen halte, spitze ich die Ohren und verfolge genau das Geschehen. Der Apparat macht wie geplant an den drei angezeichneten Stellen Halt. Es ist irgendwie unheimlich, das erste Mal. Um die

Zeit zu überbrücken, beginne ich zu zählen. Erster Halt: eins, zwei, drei … bei fünfundzwanzig ist alles vorbei. Beim nächsten Halt endet das Surren schon bei Nummer siebzehn. Nur noch ein letztes Mal und bei einundzwanzig ist alles vorbei.

Bevor ich richtig nachdenken kann, öffnet sich die Tür und die Schwester betritt den Raum.

Ich bin fertig. Ich habe nichts gemerkt. Es war nur mein Kopf-Kino, das die Sache so bedrohlich erscheinen ließ.

Fröhlich hüpfe ich von der Liege und bin mit einem „Tschüss bis morgen!“ verschwunden.

„Das halte ich aus“, denke ich.

Tag für Tag wiederholt sich das gleiche Spiel und so habe ich bald die erste Woche geschafft. Mir geht es gut und ich habe keine Nebenwirkungen. Nur meine Brust ist etwas gerötet, ähnlich wie bei einem leichten Sonnenbrand. Ich lasse mir einen kühlenden Puder verschreiben.

Mein TIPP: *Der Puder heißt Chamo Bürger – reiner Kamillenpuder. Der Hersteller ist die Johannes Bürger Ysatfabrik GmbH in 38667 Bad Harzburg. Er ist speziell für Patienten, die einer Strahlenbelastung ausgesetzt sind. Die Kamille hat zusätzlich noch einen heilenden und beruhigenden Effekt für die Haut.*

Durch die Bestrahlung beginnt man bald ganz fürchterlich zu schwitzen. Da hilft es, wenn man sich den Puder unter die Achselhöhle tupft. Vorausgesetzt, es ist keine offene Wunde mehr vorhanden.

Mein TIPP: *Falls dir die Zeit der Bestrahlung endlos erscheint, habe ich noch eine kleine Idee für dich. Wenn du dir ein Maßband kaufst, so eins, das man aufrollen kann, kannst du jeden Tag einen Schnipsel abschneiden und so arbeitest du dich langsam durch die Zeit.*

Die Wochen vergingen schnell und bald waren 28 Bestrahlungen vorbei. Nun folgte noch eine Aufsättigung des Tumorbereichs. Ich sollte acht Aufsättigungen bekommen.

Aufsättigung des Tumorbereiches

In meinem Bestrahlungsplan stand: 28 + 8.

Plus acht bedeutete eine Steigerung der Dosis in dem Bereich, wo mein operierter Tumor gesessen hatte. Hier sollte zum Abschluss noch einmal richtig Power gegeben werden. Die übrige Brust bleibt verschont. Das nennt man Aufsättigung. In diesem Bereich war meine Brust anfangs nach der Bestrahlung hellbraun pigmentiert. Die Farbe verlor sich dann aber im Laufe der Zeit etwas.

Wie kann ich meine Haut während der Bestrahlung schonen?

Erstens: Beim Baden oder Duschen solltest du auf parfümierte Produkte verzichten: keine Deo-Sprays, kein Parfüm auf die Haut, verwende Kamillenpuder, pH-neutrale Seife, gut fettende und kühlende Produkte.

Zweitens: Vermeide direkte Sonneneinstrahlung auf die Haut. Die Haut ist durch die Bestrahlung sowieso schon gereizt und so wäre das Sonnen eine zusätzliche Belastung.

Drittens: Durch die Bestrahlung schwitzt man leichter als sonst. Ich würde atmungsaktive Kleidung tragen, die nicht zu eng anliegt, da jedes Reiben und Scheuern auf der bestrahlten Region besonders schmerzhaft ist.

Viertens: keine heißen Bäder, keine Ausflüge in die Schwimmhalle und auch keine Saunabesuche.

Mein TIPP: *Wenn du ein Handtuch ins Gefrierfach legst, kannst du später damit die geröteten Hautstellen kühlen.*

Nur ein paar Sekunden – was passiert in meinem Körper? Wie verkraftet er die Strahlen?

Durch die Bestrahlung gelangen radioaktive Elemente in unseren Körper. Dadurch wird die Teilung der Krebszellen verhindert und sie sterben ab. So kann man eventuell noch nicht entdeckte Krebszellen im Keim ersticken. Das Immunsystem transportiert dann die abgestorbenen Zellen ab. Obwohl die Bestrahlungsfelder sehr genau errechnet werden, lässt es sich nicht verhindern, dass auch gesunde Zellen beschädigt werden. Sie haben aber im Gegensatz zur relativ verletzlichen Krebszelle die Möglichkeit, sich wieder zu regenerieren. So ist unser Organismus während und auch noch nach der Bestrahlung ganz schön belastet und dadurch kommt es zu einer Reihe von Nebenwirkungen. In der ersten Zeit der Bestrahlung bemerkt man keine gravierenden Beschwerden. Aber nach einigen Wochen, so ab der Mitte der Bestrahlung, geht es dann los. Man ist schnell müde und schlapp und bekommt einen sogenannten „Strahlenkater“. Wer mit einem Strahlenkater aufwacht, hat das Gefühl, die ganze Nacht durchgezecht zu haben. Der Kopf tut weh, die Augen sind angeschwollen, man ist schlapp und kraftlos. Vereinzelt kann auch Übelkeit oder Appetitlosigkeit auftreten.

Mein TIPP: *Hier hilft leider nur Ruhe. Am besten ist es, sich nach der Bestrahlung zwei bis drei Stunden auszuruhen. Lärm und Hektik solltest du vermeiden. Auch entspannte Spaziergänge an der frischen Luft können helfen, den Strahlenkater zu vertreiben.*

Eine weitere helfende Maßnahme: viel trinken!

Oft kommt es zu Reizungen der Haut. Es können Rötungen, ähnlich wie bei einem Sonnenbrand, auftreten. Hier hilft, wie schon erwähnt, kühlender Kamillenpuder.

Es können Bräunungen, sogenannte Hyperpigmen-tierungen entstehen. Sie sind meist Folge der Aufsättigung. Diese Bräunungen können für immer bleiben, müssen aber nicht. Meine sind nach zwei Jahren ziemlich verblasst.

Fatique

Der Begriff Fatique wird dir in diesem Buch noch häufiger begegnen, darum möchte ich etwas näher darauf eingehen. Fatique kommt aus dem französischen und englischen Sprachgebrauch und bedeutet Müdigkeit und Erschöpfung. Wir sind im Lauf unseres Lebens öfter müde, kraftlos und erschöpft. Das kann verschiedene Ursachen haben. Fatique, auch Tumorerschöpfung genannt, unterscheidet sich von der normalen Erschöpfung dadurch, dass sie eine krankhafte Erschöpfung und Abgeschlagenheit ist, die für den Betroffenen mehr als unangenehm ist. Man kann sich nicht einfach durch Ausschlafen oder Entspannen wieder erholen.

Fatique hat viele Gesichter. Man ist müde, lustlos und schlapp. Die körperliche Belastbarkeit lässt stark nach. Traurigkeit, leichte Reizbarkeit und Konzentrationsstörungen sind keine Seltenheit. Manche Frauen leiden auch unter Schlafstörungen. Im schlimmsten Fall verliert man das Interesse an gesellschaftlichen Aktivitäten, das Interesse generell am Leben und zieht sich von seinen Freunden und Bekannten zurück.

Die Ursachen der Entstehung von Fatique sind verschieden. Auslöser kann die Tumorerkrankung selbst sein, aber auch die Folge der Behandlungen, wie die Operation, die Strahlentherapie und die Chemotherapie. Aber auch Hormonmangel, Schlafstörungen oder psychische Faktoren wie Angst, Trauer, Stress oder Depressionen begünstigen Fatique. Meist ist es eine Summe aus vielen Faktoren. Nicht selten bekommen Patientinnen direkt nach der Strahlen- oder Chemotherapie ein akutes Fatique-Syndrom. Das hat seine Ursache in der Verminderung der roten Blutkörperchen durch diese Behandlungen. Die roten Blutkörperchen sind verantwortlich für die Sauerstoffversorgung im Blut. Je weniger rote Blutkörperchen vorhanden sind, desto schlechter ist die Sauerstoffversorgung im Körper.

Fatique kann den Alltag erheblich beeinflussen. Besonders schwierig ist es beim Wiedereinstieg in den Beruf.

Was kann ich tun?

Bei Blutarmut kann der Arzt Transfusionen vornehmen, die rote Blutkörperchen enthalten. Gegen Schlappheit und Schwäche hilft ein gezielter Trainingsplan, der nicht über, aber auch nicht unterfordert. Bei Traurigkeit und einzelnen Verstimmungen helfen Gespräche mit Psychotherapeuten oder auch mit einem guten Psychiater. Willst du deinen Denkapparat wieder auf Vordermann bringen, gelingt dir dies durch Lesen oder andere geistige Tätigkeiten. Wichtig ist es, seine Energiereserven einschätzen und einteilen zu lernen. Eine gute Organisation und Strukturierung des Alltags helfen dabei. Stress ist in jedem Fall zu vermeiden.

Falls du weitere Hilfe brauchst, kannst du dich an die Deutsche Fatique Gesellschaft e. V., Maria-Hilf-Str. 15, 50677 Köln, wenden.

Tel.: 0221/9311596.

E-Mail: *info@deutsche-fatique-gesellschaft.de* Internet: *www.deutsche-fatique-gesellschaft.de*

Das Lymphödem

War es bei der Operation nötig, die Lymphknoten aus der Achselhöhle zu entfernen, kann sich durch die Bestrahlung ein **Lymphödem** bilden. Wie entsteht es?

Durch die Strahlen verkleben die kleinen Lymphgefäße und die Flüssigkeit aus dem Gewebe kann nicht mehr richtig abfließen. Es entsteht ein Stau. Durch diese Wasseransammlung schwellen die Hände und Arme stark an. Da kann ein Arm schnell mal den Umfang eines Beins bekommen. Na ja, ist vielleicht ein bisschen übertrieben, aber er schwillt sehr an. Ein Lymphödem ist schmerzhaft und es ist extrem unangenehm, wenn die Haut aufgrund dieser Wasseransammlung spannt und puckert. Wie wird man so ein Lymphödem wieder los? Das ist eine langwierige Angelegenheit. Man kann in einer Physiotherapie Lymphdrainagen machen lassen, um das Gewebswasser wieder abzuleiten. Dabei wird mit einer bestimmten Technik, meist durch leichtes Ausstreichen, das Lymphsystem wieder zum „Entstauen" gebracht. In dieser Zeit sollte man einen Kompressionsstrumpf oder -verband tragen, denn er verhindert das weitere Anschwellen. Ein Lymphödem kann, wie gesagt, eine langwierige Sache sein und auch noch einige Zeit nach der Operation und der Bestrahlung auftreten. Es gibt aber auch im alltäglichen Leben Risiken, die man ausschalten kann. So sollte man bei der Gartenarbeit möglichst Handschuhe tragen und auch kleine Verletzungen an den Händen vermeiden, wie sie zum Beispiel durch das Abschneiden der Nagelhaut entstehen können. Ein Lymphödem kann aber auch durch einen Sonnenbrand an der bestrahlten Stelle oder durch zu heißes Baden verursacht werden.

Eine weitere Begleiterscheinung der Bestrahlung können **Traurigkeit und Depressionen** sein. Mir ging es damals auch so, dass ich manchmal das Gefühl hatte, ich wäre ganz allein auf dieser Welt. Ich war tieftraurig und wusste gar nicht so recht, warum. Mein Herz war schwer. Grundlos. Mit dieser Achterbahn der Gefühle wollte ich nicht leben und fand einige hilfreiche Mittel dagegen. Eins hat mir besonders geholfen. Es hat keine Nebenwirkungen und man kann es überall und so oft man will „einnehmen“ oder besser gesagt „tun“.

Walking

Eins meiner wichtigsten und besten Stimmungsaufheller war Bewegung. Früher war ich nie eine von den Sportskanonen, die über jede Hürde sprangen und jeden Wettkampf gewannen. Ich war immer eher ein Bewegungsmuffel. Schon als Kind war ich froh, wenn die Sportstunde vorbei war. Bodenturnen ging ja noch, aber Laufen? Nee. Laufen würde ich niemals freiwillig. Spätestens nach drei Minuten hing mir hechelnd die Zunge aus dem Hals und ich hatte Pudding in den Beinen.

Und nun? Jetzt halte ich eine Lobrede auf's Laufen? Niemals, hätte ich früher gesagt. Aber es ist so. Bewegung, speziell Laufen, macht den Kopf frei. Heute denke ich gar nicht mehr darüber nach. Die Luft ist schön, ich habe Zeit. Ich muss raus. Natürlich sollte jeder in seinem Tempo laufen. Ohne Leistungsdruck. So, dass man Spaß und keinen Zwang empfindet. Bewegung ist das, was uns hilft, dem Krebs die Stirn zu bieten.

Entspannung, Immunsystem stärken, das mag er nicht. Ich werde später noch einmal ganz genau auf das Thema Bewegung eingehen. Dann stelle ich dir auch meinen Trainer vor.

Es ist so, Bewegung wirkt antidepressiv!!!

Aber allein mit Laufen bekam ich meine Stimmung nicht immer in den Griff. Da hatte meine Hausärztin, sie ist auch Immunologin, eine gute Idee. Sie empfahl mir Globuli von Mutter Natur. Und die halfen.

Diese Globuli gibt es in jeder Apotheke und sie sind frei verkäuflich. Kleine weiße Kügelchen, die bei seelischen Beschwerden helfen. Man kann sie aber auch zur Unterstützung der Chemotherapie und bei Übelkeit nehmen. Hier ist eine Liste, die meine Ärztin in mühsamer Kleinarbeit speziell für Krebspatienten zusammengetragen hat:

Wenn du seelische Beschwerden hast, helfen folgende Globuli:

Einnahme: einmal fünf Globuli, eventuell am nächsten Tag als Doppelgabe und dann nach ein bis vier Wochen erneut:

bei **Angst**
Aconitulm C 30, Arsenicum album C 30

bei **Kummer**
Pulsatilla C 30, Ignatia C 30

bei **Wut**
Acidum nitricum C 30, Stramonium C 30

Sie empfiehlt außerdem folgende Globuli zur **besseren Verträglichkeit der Chemotherapie:**

Okoubaka C 6
3x3 Globuli zwischen den Zyklen und auch nach dem Abschluss der Chemotherapie, falls toxische Folgeerscheinungen vorhanden sind wie an Leber, Niere, Haut, Nerven

Nux vomica C 30
1x3 Globuli vor der Chemotherapie bei Erbrechen und Übelkeit

Phosphor C 12
3x3 Globuli/ C 30 1 x 3 Globuli bei brennenden Schmerzen (Mykositis oder Polyneuropathie)

Bei Übelkeit und Erbrechen:

Nux vomica C 30
1 x tägl. 3 Globuli bei Völlegefühl oder Verstopfungen

Morphinum C 30
1 x tägl. 3 Globuli bei Übelkeit mit krampfartigem Erbrechen, Bauchschmerzen, Ruhelosigkeit

Neben den genannten Medikamenten gibt es noch eine Medizin, die man sich nicht verschreiben lassen kann. Aber sie ist für jeden bezahlbar, denn sie ist kostenlos. Man kann sie nicht kaufen, aber man kann sie überall im Alltag finden. Ihre Wirkung ist enorm. **Die Medizin heißt: Lachen.**

Lachen ist die beste Medizin

Es klingt banal, aber Lachen ist wirklich die beste Medizin. Gerade in einer Zeit, die dir alles abverlangt, die dir bis an die Substanz geht, ist es heilsam und entlastend, einmal richtig herzhaft lachen zu können. Lachen lässt einen für einen Moment allen Stress und Kummer vergessen und es ist ansteckend. Es stärkt sogar dein Immunsystem. Du wirst es merken. Wenn du dich in so einer positiven Grundstimmung befindest, fällt es den anderen Menschen leichter, auf dich zuzugehen. Du erhältst viele Lächeln zurück und die wiederum sind gut für deine Seele. Deine Situation bleibt die gleiche, ob du in dich reingrummelst und mit dem Leben haderst, weil es dir so eine Prüfung auferlegt hat, oder ob du positiv in die Welt hinausgehst und deine Krankheit annimmst, weil sie ja nun einmal da ist, oder besser, war. Es ist ein großer Unterschied, wenn du deine Erkrankung als Chance siehst, dein Leben neu zu ordnen oder es vielleicht auch nur bewusster zu erleben und zu genießen. Frage dich, was dir und deiner Gesundheit gut tut. Ich wollte mich ablenken, hochziehen. Zu dieser Zeit hatte ich immer eine CD von Eckart von Hirschhausen oder Paul Panzer bei mir. Dieser Humor passt genau zu mir. Ich hörte die CDs oft beim Autofahren. Oft saß ich grinsend im Auto und hörte mir die witzigen und heiteren Storys an. Ich weiß nicht, wie oft ich sie gehört habe. Aber schlagartig hatte ich gute Laune und war gleichzeitig für eine Weile von der Realität abgelenkt. Ich glaube fest daran, dass Körper, Geist und Seele in einem engen Zusammenhang stehen.

Wenn es der Seele gut geht, kann auch der Körper seine Selbstheilungskräfte entfalten und unsere Heilung unterstützen. Wir sollten das Lachen nicht vergessen.

An dieser Stelle möchte ich eine kleine Episode aus meinem damaligen Tagebuch einfügen. Ich hatte zu diesem Zeitpunkt gerade meine Operation hinter mir.

Berlin im Juli 2009

Treffpunkt Markt

Mit meinem neuen Gesundheitsbewusstsein und einem Einkaufskorb bewaffnet wollen wir heute auf den Markt gehen. Wir sind dort mit unseren Töchtern verabredet. Nach dem Frühstück geht es los. Wir haben Glück und finden ganz in der Nähe des Marktes einen Parkplatz.

Daran hatte ich eh nicht gezweifelt, denn den bestelle ich ja schließlich immer. Dann müssen wir nicht so weit laufen, wenn wir nachher beladen wie immer mit zig Einkaufstüten zum Auto zurückkehren.

Das Wetter ist schön und ich sehe viele Leute, die einen Einkaufsbummel machen möchten. Am Eingang des Marktes steht ein junger Mann. Er hat dunkle Haare und trägt einen Hut. Mit Hingabe zupft er auf seiner Gitarre herum und spielt was das Zeug hält. Es ist so eine Mischung aus Western Country Sound und irgendetwas Modernem. Vor ihm steht eine alte Blechbüchse. Ein paar Taler sind schon drin.

Frischer Kaffeeduft steigt mir in die Nase. Hm! Ich liebe dieses Flair hier.

„Drei Schälchen Erdbeeren für drei Euro!!!“ schallt es herüber. Es ist der Mann vom Gemüsestand, der seine Ware so lauthals anpreist.

Aus der Ferne kommen zwei flotte Mädchen direkt auf uns zu. Und schon landet ein dicker Schmatzer auf meiner Wange. „Hallo Mam!“, begrüßen mich meine Tochter und ihre Freundin.

Dann laufen wir los. Während wir uns unterhalten, steuern wir einen kleinen Marktstand an, der viele getrocknete Früchte anbietet. Interessiert begutachten wir die Ware. „Sie können gern kosten.“, bietet uns die nette Verkäuferin an. Und wie wir möchten. Die Früchte sind lecker und so landen später einige Tütchen davon in unserem Einkaufskorb. Die Rechnung war dann auch lecker. Aber, gesunde Ernährung hat halt ihren Preis.

Weiter geht´s zum Käsestand. Ich bin die Dritte in der Reihe. Da kneift mich Lutz sacht in den Arm. „Aua!“

„Da, weißt du, wer das ist?“, flüstert er mir ins Ohr und zeigt auf den Mann, der gerade dran ist.

Ich sehe ihn an. Es ist Eckart von Hirschhausen. Er kauft gerade Käse ein.

Ich trete von einem Bein auf das andere. Ich weiß nicht, wie oft ich ihn in den letzten Wochen auf seiner CD Glücksbringer gehört hatte. Jedenfalls oft. Am liebsten würde ich jetzt sagen: „Hallo Herr von Hirschhausen, ich bin Marion Elsner. Wissen Sie eigentlich, dass Sie mich gerade therapieren? Bei dem Gedanken muss ich grinsen und da ist er auch schon weg. So ein Mist. Gerne hätte ich ihm einmal was Schönes gesagt. Dass er mir meine schweren Stunden leichter gemacht hatte zum Beispiel.

Wir gehen weiter, denn wir brauchen unbedingt noch frisches Leinöl. Omega-3-Fettsäuren. Die sind gesund!

Irgendwann später, viel später, ist unser Rundgang beendet. Mit Sack und Pack marschieren wir zurück zu unserem Auto, das treu und brav auf unserem bestellten Parkplatz auf uns wartet.

Dr. von Hirschhausen habe ich nicht mehr gesehen. Schade!

Der Gitarrenmann spielt immer noch „Oh City Road …“ und singt zum Herz erweichen.

Heute war ein schöner Tag!

Gute Nacht, liebes Tagebuch und bis morgen.

Ihr bringt mich wieder auf Vordermann – ich fahre zur Kur

Nun hast du eine anstrengende Zeit hinter dich gebracht und es wird Zeit, wieder etwas Kraft für den Weg zurück in dein ganz normales Leben zu sammeln. Die Behandlungen sind abgeschlossen, deine Narbe/n schon etwas verheilt und am Abend wirkt die Strahlentherapie mit ihrer chronischen Müdigkeit nach.

Du bist glücklich darüber, dass du nicht mehr ständig an den Tropf, auf die Strahlenliege oder zur Blutabnahme musst. Jetzt kannst du verschnaufen.

Es bricht eine neue Etappe an. Der Weg zurück ins Leben. Hier wirst du merken, dass das auch bedeutet, wieder alleine zu laufen. Im Zuge der Behandlungen haben wir uns aufgehoben gefühlt, alle kümmerten sich rührend um uns (wenn du Glück hattest, es gibt leider auch andere Fälle), jeder nahm Rücksicht und du hattest einen Schutzmantel aus vielen helfenden Händen. Jetzt wirst du langsam aus dem Nest gestoßen. Hinaus ins wirkliche Leben. Doch bevor es so weit ist, werden noch einmal viele geschulte Kräfte mitwirken, damit du den Absprung schaffen und in aller Ruhe Kräfte sammeln kannst. Machen wir einmal Bestandsaufnahme. Wie geht es dir gerade? Ist deine Narbe schon verheilt? Wie ist deine Kondition? Wenn du beim Lesen eines Buches bereits bei der zweiten Seite einschlafen solltest, dann ist das nicht ungewöhnlich. Dann ist das eher normal, denn dich hat Fatique erwischt. Diese chronische Müdigkeit und Schlappheit wird dich noch eine Weile begleiten. Aber keine Sorge, auch sie vergeht. Ist dein Gedächtnis schlecht? Oder hast du vielleicht gar keins mehr? Auch normal. Dafür gibt es Zettelchen. Vielleicht ist deine Haut von der Bestrahlung noch gerötet, dass du auf das Schwimmen im Chlorwasser verzichten musst. Alles ganz normal.

Hier ist ein Rat, was du auf keinen Fall tun solltest, wenn du noch eine Weile unter den Lebenden weilen möchtest:

Heiß baden. Ich wusste das nicht. Nachdem ich dann in der Badewanne beinahe einen Kreislaufkollaps erlitten hätte, war mir das klar.

Mein TIPP: *Es ist ratsam, nach der Strahlentherapie eine längere Zeit auf heißes Baden zu verzichten. Durch das heiße Baden erhitzt sich der Körper stark und es kommt zu Herzrasen, Schwindelgefühl und Kreislaufschwäche.*

Wie und wo beantrage ich eine Kur?

Die Rehabilitationsmaßnahmen können ambulant, das heißt, man geht tagsüber in eine Tagesklinik und schläft zu Hause, oder auch stationär durchgeführt werden. Bei einem stationären Aufenthalt, der in der Regel zwischen drei und vier Wochen liegt, fährt man in eine spezielle Kurklinik. Wir unterscheiden zwischen Anschlussheilbehandlung/Anschlussrehabilitation und onkologischer Rehabilitation.

Bei einer Anschlussheilbehandlung (AHB) bzw. Anschlussrehabilitation (AR) liegen der Krankenhausaufenthalt oder die Operation nicht länger als zwei Wochen zurück. Für diese Patienten gibt es ganz spezifische Nachsorgekliniken, die besonders darauf geschult sind, mit den körperlichen und seelischen Problematiken von Krebs-Patienten umzugehen.

Mein TIPP: *Diese AHB muss schon im Krankenhaus beantragt werden. Dafür gibt es dort eine/n Sozialarbeiter/in, die das gemeinsam mit dir beantragt. Hier kannst du auch gleich einen Schwerbehindertenausweis (siehe auch Kapitel „Schwerbehindertenausweis“) mit beantragen, denn auf den hast du nach einer Krebsoperation ein Anrecht.*

Wird nach dem Aufenthalt im Krankenhaus noch eine ambulante Behandlung, wie eine Chemotherapie oder eine Bestrahlung durchgeführt, dann wird der Antrag durch den zuständigen Arzt, den Onkologen oder Radiologen, gestellt. Auch hier gilt die 14 Tages-Frist.

Wenn die Erstbehandlung abgeschlossen ist, kann der behandelnde Arzt eine onkologische Rehabilitation beantragen.

Diese Kur hat das Ziel, den Patienten soweit wieder körperlich und seelisch aufzubauen, dass sich sein Allgemeinzustand wieder stabilisiert, dass er danach in den beruflichen Alltag zurückkehren kann.

Kosten

Die KOSTEN tragen der Rentenversicherer, die Krankenkasse oder das Sozialamt. Diese Kur sollte innerhalb eines Jahres nach der Operation stattfinden und muss medizinisch notwendig sein.

Es gibt aber auch die Möglichkeit, die Kur selbst zu beantragen. Hierzu ruft man den Rententräger an. Der schickt dir dann die nötigen Unterlagen zu, um einen schriftlichen Reha-Antrag zu stellen.

Mein TIPP: *Es gibt gemeinsame Service-Stellen für Rehabilitation: www.reha-servicestellen.de*

Mein TIPP*: Das Antragspaket und alle nötigen Formulare können im Internet unter folgender Adresse heruntergeladen werden:*
www.deutsche-rentenversicherung.de

Welche Zuzahlungen muss ich leisten?

Bei einer Kur, die vom **Rententräger** finanziert wird, zahlt man bei einer ambulanten Reha nichts dazu.

Bei einem stationären Aufenthalt wird ein Betrag von 10,00 Euro pro Tag für maximal 14 Tage fällig. (Stand 2011)

Wird die Kur von der jeweiligen **Krankenkasse** finanziert, zahlt man bei einer Anschlussheilbehandlung oder Anschlussrehabilitation bei einem stationären Aufenthalt 10,00 Euro pro Tag der Maßnahme, maximal 28 Tage lang und bei einer ambulanten bzw. teilstationären Kur 10,00 Euro pro Behandlungstag, maximal 28 Tage lang.

Bei stationären/ambulanten Rehabilitationsmaßnahmen ist es folgendermaßen geregelt:

Für einen stationären oder teilstationären Aufenthalt und auch bei ambulanter Behandlung zahlt man 10,00 Euro pro Tag der Maßnahme dazu. Hier gibt es keine zeitliche Begrenzung.

Kann ich von der Zuzahlung befreit werden?

Man kann sich von der Zuzahlung befreien lassen, wenn die Leistungen von der Rentenversicherung gezahlt werden und man im Monat nicht mehr als 1023,00 Euro verdient. Die Befreiung muss beantragt werden. Dazu gibt es Beratungsstellen der Rentenversicherungen.

Wann bekomme ich Lohnfortzahlung?

Muss der Arbeitgeber während der Kur keine Lohnfortzahlung leisten, zahlt der Rentenversicherungsträger ein sogenanntes Übergangsgeld.

Man hat ein Anrecht auf Übergangsgeld, wenn man vorher Arbeitsentgelt aus einem Angestelltenverhältnis oder Arbeitseinkommen als Selbstständiger erhalten hat und Beiträge in die gesetzliche Rentenversicherung eingezahlt hat. Wurde vorher Krankengeld, Arbeitslosengeld oder Arbeitslosenhilfe bezogen, hat man auch Anspruch auf das Übergangsgeld. Ansprechpartner ist der Rentenversicherungsträger.

Privat Krankenversicherte

Bei den privaten Krankenversicherungen gibt es individuelle Tarife. In der Regel sind Kurbehandlungen nicht mit versichert. Es gibt Zusatzbausteine, danach zahlen manche privaten Krankenversicherungen einen Anteil der Kosten. Ansprechpartner ist die jeweilige Krankenversicherung.

Wie geht es finanziell weiter? Thema Krankengeld

Für die ersten sechs Wochen der Krankschreibung zahlt der Arbeitgeber eine sogenannte Lohnfortzahlung. Sie entspricht den vollen Bezügen.

Nach diesen sechs Wochen wird dann ein Krankengeld fällig. Es entspricht 70% des vorherigen regelmäßigen Einkommens, also 70% vom Bruttoverdienst. Gezahlt wird für 30 Tage im Monat für jeden Kalendertag.

Das Krankengeld muss sowohl bei gesetzlich als auch bei privat Versicherten bei der Krankenkasse oder Versicherung beantragt werden. Manche privat Versicherten haben eine Krankentagegeldversicherung bei ihrer Versicherung abgeschlossen, die die Höhe und den Zeitpunkt der Bezüge festlegt. Die Krankentagegeldversicherung ist aber keine Pflichtversicherung und so kann der Selbständige selbst entscheiden, ob er sie abschließen möchte oder nicht.

Mein EXTRATIPP: *In einigen Fällen zahlt die GKV eine Haushaltshilfe für bis zu acht Stunden am Tag.*

Welche Zuzahlungen muss ich selbst tragen?

Da wir gerade beim Thema Geld sind, möchte ich noch ein paar Worte über generelle Zuzahlungen sagen.

Die medizinisch notwendigen Leistungen für die Behandlung werden generell von den Kostenträgern bezahlt, jedoch muss jeder gesetzlich Versicherte bestimmte Zuzahlungen aus seiner eigenen Tasche leisten. Bei rezeptpflichtigen

Arzneimitteln muss man zehn Prozent, mindestens 5,00 Euro und maximal 10,00 Euro, selbst bezahlen. Kostet das Medikament weniger als 5,00 Euro, zahlt man den tatsächlichen Preis.

Es gibt eine Höchstgrenze. Sie liegt bei zwei Prozent des jährlichen Familienbruttoeinkommens für alle gemeinsam. Kinder und Jugendliche bis zum 18. Lebensjahr zahlen nichts. Eine weitere Zuzahlung ist die Praxisgebühr von 10,00 Euro pro Quartal.

Hilfsmittel, wie zum Beispiel auch Perücken, müssen vom Arzt verordnet werden, dann übernehmen die Kassen zumeist die erste Perücke. Auch hier zahlt man zehn Prozent des Abgabepreises dazu, mindestens 5,00 und maximal 10,00 Euro. Wenn man bedenkt, wie teuer eine Perücke ist, ist es wichtig, sich ein Rezept ausschreiben zu lassen.

Wie ist es mit den Fahrtkosten?

Die Fahrtkosten zur Kureinrichtung werden von der Kasse nicht übernommen. Fahrten zur Chemo- oder Strahlentherapie werden hingegen erstattet. Die Krankenkasse muss die Fahrt vorher genehmigen. Auch hier gilt eine Zuzahlung von zehn Prozent, mindestens 5,00 und maximal 10,00 Euro.

Privat Versicherte erhalten medizinisch notwendige Fahrten. Hier gibt es meist eine Kilometerpauschale.

Wenn wir all diese Fragen geklärt haben, kannst du dich damit beschäftigen, wohin fahre ich nun zur Kur?

Es gibt sehr viele Reha-Kliniken.

Ich fand es sehr hilfreich, in einer Reha-Klinik zu sein, wo es noch viele andere Frauen mit den gleichen Problemen gab.

Das hat den Vorteil, dass man sich mit den Frauen austauschen kann. Gemeinsames Leid verbindet irgendwie auch. Alle sprechen die gleiche Sprache.

Die Vorträge sind speziell abgestimmt auf Brustkrebspatientinnen und die Sportübungen berücksichtigen die Leistungsfähigkeit nach einer Brustkrebsoperation. In unserer Klinik, ich war im Spreewald, gab es drei Psychologinnen, die Tag und Nacht bereitstanden, falls die Seele mal durchhing. Es gab geschultes Personal, das Erfahrungen auf dem Gebiet hatte.

Wenn du auch lieber in eine Kurklinik fahren möchtest, wo du andere Brustkrebsfrauen treffen wirst, dann habe ich hier etwas für dich.

Wo finde ich nun diese spezialisierten Kliniken?

Ich habe beim Deutschen Krebshilfe e. V. angerufen und eine freundliche Dame aus der Informations- und Beratungsstelle hat mir ein Anschriftenverzeichnis über alle Kliniken, die auf Brustkrebs spezialisiert sind, zugeschickt.

Die Liste enthält 77 Kliniken deutschlandweit (Stand 2011). Sie befindet sich am Ende des Buches.

Vielleicht kannst du dich mit deinem Rententräger abstimmen, in welche Klinik du fahren wirst.

Nachdem du nun die richtige Klinik gefunden hast, die Anmeldung erfolgt ist und der Termin der Anreise feststeht, stellt sich die Frage, was wird dort bei der Kur eigentlich alles mit dir gemacht?

Jede Klinik hat ihren eigenen Fahrplan und ihre eigenen Schwerpunkte. Zusammenfassend kann man aber sagen, dass für Krebspatientinnen folgende Reha-Maßnahmen durchgeführt werden:

Welche Rehabilitationsmaßnahmen erwarten mich?

Sport ist gut für den Körper und die Seele

Zum Sport gehören Nordic Walking an frischer Luft, Schwimmen in einer Schwimmhalle (sobald die Narbe gut verheilt ist) und auch verschiedenste physiotherapeutische Bewegungsmaßnahmen. Dazu gehören beispielsweise Atemgymnastik zur Kräftigung der Atemmuskulatur und zum Abbau von Blockaden, die eine freie Atmung behindern. Weiterhin helfen Dehnungsübungen und Koordinationsübungen mit Bällen und Bändern Verspannungen abzubauen. Aus der traditionellen chinesischen Medizin werden Qi Gong (kombinierte Atem- und Entspannungsübungen) und Tai-Chi (chinesisches Schattenboxen – Entspannung und Harmonisierung der Körperbewegungen) angeboten.

Ergotherapie oder Beschäftigungstherapie

Die ergotherapeutische Abteilung war bei uns der zentrale Mittelpunkt. Hier konnten wir kreativ sein, uns mit anderen Frauen unterhalten und hatten viele Kontakte. In dieser Gestaltungstherapie entstanden die schönsten Tücher in Seidenmalerei, die ausgefallensten Tongefäße wurden gebrannt und wir bastelten aus Korbmaterial die kreativsten Lampen für Weihnachten. Die Ergotherapie war immer unser Stammsitz, wo sich alles traf. Einer begutachtete die Arbeit vom anderen und schnell waren wir ein Team. Dadurch wurde außer unseren sozialen Kontakten auch die Motorik, die ja durch die Operation eingeschränkt war, gefördert und die Beweglichkeit des Arms unterstützt. Voll auf unsere Bastelei konzentriert, hatten wir die Schmerzen schnell vergessen.

Psychologische Maßnahmen

In unserer Kureinrichtung arbeiteten drei Psychologinnen, die die verschiedensten Maßnahmen anboten. So gab es Einzelgespräche, Vorträge für Mamakarzinom-Patientinnen, Vorträge über Psychoonkologie, Seminare über Stressbewältigung, Gesundheitstraining, soziales Kompetenztraining.

Besonderen Spaß hatten wir beim Genusstraining. Hier wurden unsere Sinne wieder auf's Riechen und Schmecken geschult. Mit geschlossenen Augen schnupperten wir in Kaffeedosen, schmeckten Obst oder rochen an verschiedensten Fläschchen. Es war eine schöne Erfahrung, wie anders wir die Dinge wahrnehmen, wenn wir sie nicht sehen.

Beliebt waren auch die Angebote zur Stressbewältigung. Imagination oder auch geführte Meditation genannt, war eins unserer Lieblingsfächer. In freudiger Erwartung lagen wir regelmäßig, eingekuschelt in eine dicke Decke, in unseren Liegestühlen und lauschten den Worten unserer Therapeutin. Während sie von einem Löwen erzählte, der durch die grüne Landschaft strich, und von einem goldenen Himmelstor, waren schon die Ersten nicht mehr ganz da. Und es dauerte gar nicht lange, bis aus irgendeiner Ecke das erste hrrrrr, hrrrrr, ertönte. Entspannung pur.

Ernährungsberatung

Es gab Vorträge zu gesunder Ernährung und wie man seine Lebensweise so umstellen kann, dass der Körper fettarm und vitaminreich ernährt wird. Patienten mit Gewichtsproblemen bekamen wertvolle Informationen, wie sie sich kalorienreduzierter ernähren können. Wir erfuhren, welche Lebensmittel wertvoll sind und welche weniger.

Weitere Maßnahmen

Auf Wunsch konnte man sich Massagen verschreiben lassen, die entweder manuell oder auf einer Überwasserliege stattfanden. Diese Termine waren sehr beliebt. Bei Erkältung gab es Inhalationen mit Emser Salz. Wer wollte, konnte an Vorträgen zum Thema Lymphödem, Fatique und Nachsorge bei Krebs teilnehmen. Eine Sozialarbeiterin erklärte uns die Leistungen der Sozial- und Rentenversicherung. Wir bekamen Hinweise zum „Hamburger Modell".

Dies sind in groben Zügen die Leistungen, die die Kureinrichtungen zur Wiederherstellung der eigenen Leistungsfähigkeit erbringen.

Der Termin steht fest, ich fahre zur Kur

Aus den jeweiligen Angeboten kannst du nun schon in etwa ersehen, was alles in deinen Koffer gepackt werden muss. Hier noch einmal eine kleine Erinnerungsliste zum Vergleichen:

Ich packe meinen Koffer

Was gehört alles hinein?

- Sportsachen für drinnen und draußen, feste Turnschuhe oder Wanderschuhe fürs Walken, Regenjacke

- Wechselkleidung, die atmungsaktiv ist

- Hauslatschen
- Badesachen, Badelatschen, Bademantel, Badetuch
- Waschzeug
- eventuell Ersatzperücke und die dazugehörige Pflege
- Tabletten
- Flüssigwaschmittel für eine schnelle Handwäsche. Es ist eher schwierig, den Waschsalon in einer Kureinrichtung zu nutzen, da er oft belegt ist bzw. es sich nicht lohnt, wegen einzelner Teile eine ganze Waschmaschine anzuschalten.
- Schreibzeug
- Adressen und Telefonnummern von wichtigen Personen
- Kleingeld
- Radio/Wecker. Ein Wecker ist ganz wichtig, da man kurz nach der Ankunft einen „Kurfahrplan" erhält und der ist ganz schön straff organisiert und beginnt bereits früh am Morgen.

Falls du ein Langschläfer bist, solltest du dich für die folgenden Wochen von deinen Federkissen verabschieden, denn die ersten Behandlungen beginnen in der Regel ab 8.00 Uhr/9.00 Uhr und du möchtest ja auch noch frühstücken. Dann geht es weiter bis etwa 16.00 Uhr. Dann hast du Freizeit.

Man kann in der Kurklinik Fernseher und Telefone mieten.

Um am Wochenende Besuch zu empfangen, kann man Zustellbetten mieten.

In der Freizeit gibt es auch kulturelle Veranstaltungen.

Vieles ist möglich und du kannst dich einmal nur um dich selbst kümmern.

Wann gehe ich wieder arbeiten?

Nachdem die Kur beendet ist, stellt sich eine Frage, wann beginne ich wieder zu arbeiten? Oft leidet man noch unter dem Fatique-Syndrom, Rücken und Arm sind zwar mehr belastbar als vorher, schmerzen aber noch bei zu starker Belastung und die Leistungsfähigkeit ist stark eingeschränkt. Generell ist zu sagen, dass es besser ist, langsam und Stück für Stück wieder in den Arbeitsalltag mit seiner vollen Belastung einzutreten. Äußerlich siehst du nach der Kur erholt aus und von dem, was du durchgemacht hast, ist auf den ersten Blick auch nichts mehr zu merken. Auf den ersten Blick bist du wieder fit und so wirst du auch behandelt. Das ist ganz logisch. Wenn man keine sichtbaren Einschränkungen hat, geht natürlich auch jeder davon aus, dass man wieder fit ist. Wenn du gesundgeschrieben bist, bist du auch voll einsatzfähig. Obwohl das leider selten der Fall ist, kann man von den anderen nicht erwarten, dass sie im ganz normalen Arbeitsablauf ständig kontrollieren, ob es dir denn noch gut geht.

Ein Rückfall ist das, was du jetzt am wenigsten brauchst. Deshalb ist es am besten du hörst in dich hinein, auf deinen Bauch und berätst dich auch noch einmal mit deinen Ärzten, für wie belastbar sie dich halten. Mit der Entlassung aus der Rehabilitation bekommst du eine Empfehlung, wie deine körperliche Verfassung zurzeit ist.

Das Hamburger Modell

Für gesetzlich Versicherte gibt es die Möglichkeit, sich langsam in den Arbeitsalltag zu integrieren. Man nennt das das Hamburger Modell. Hier hat man die Möglichkeit, erst einmal stundenweise mit der Arbeit zu beginnen. Die Einarbeitungszeit läuft über mehrere Wochen und steigert sich stufenweise, indem die Anzahl der Stunden langsam angehoben wird. Das hat den Vorteil, dass man sich langsam wieder an den beruflichen Alltag gewöhnen kann. Man kann sich und seine Belastbarkeit austesten. Während dieser Wiedereingliederungszeit bleibt man weiter krankgeschrieben.

Wer ist der Kostenträger dieses Hamburger Modells?

Findet diese Wiedereingliederung in den Arbeitsalltag innerhalb von 14 Tagen nach der Entlassung aus der Reha-Klinik statt, ist die Rentenversicherung der Kostenträger.

Wenn die Krankenversicherung die Kosten übernehmen soll, müssen mehrere Voraussetzungen erfüllt werden:

Es besteht Anspruch auf Krankengeld bzw. liegt Arbeitsunfähigkeit vor.

Das Hamburger Modell funktioniert nur, wenn man selbst damit einverstanden ist und muss dann vom behandelnden Arzt beantragt werden. Dafür stellt der Arzt in gemeinsamer Absprache mit dem Patienten einen Wiedereingliederungsplan für die Zeit der Wiedereingliederung auf. Das dafür notwendige Formular hat jeder Arzt in seiner Praxis. Der Plan wird dann an den Arbeitgeber weitergeleitet, denn auch der Arbeitgeber muss mit der geplanten Maßnahme einverstanden sein. Er ist zur Genehmigung aber nicht verpflichtet. Ist der Arbeitgeber damit einverstanden, muss gewährleistet sein, dass der bisherige Arbeitsplatz zur Verfügung steht.

Schwerbehinderte Arbeitnehmer hingegen haben einen Anspruch auf stufenweise Wiedereingliederung. Es muss vom Arzt bescheinigt werden, dass durch diese Maßnahme eine gute Prognose auf vollständige Arbeitsfähigkeit besteht. Diese Bescheinigung kann auch der zuständige Betriebsarzt erstellen. Dann wird der Antrag bei der Krankenkasse eingereicht und die prüft und befürwortet gegebenenfalls das Vorhaben.

Falls andere Kostenträger für die Wiedereingliederung eintreten sollen, muss eine Arbeitsunfähigkeit vorliegen und der Arzt muss bescheinigen, dass man die frühere Tätigkeit zumindest teilweise wieder ausführen kann.

Gesetzesquelle: § 74 SGB V - §§ 28, 51 Abs. 5 SGB IX

Dauer und Bezüge

Je nach dem Gesundheitszustand jedes Einzelnen kann das Hamburger Modell über sechs Wochen bis zu sechs Monaten dauern. Dabei beginnt man täglich mit zwei bis drei Stunden und steigert dann je nach der jeweiligen Leistungsfähigkeit langsam die Zeit bis zur vollen Arbeitszeit. Bis zur vollständigen Arbeitsfähigkeit und dem Ende des Hamburger Modells ist man weiter arbeitsunfähig und bekommt Krankengeld von der Krankenkasse, Verletztengeld von der Berufsgenossenschaft, Übergangsgeld vom Rententräger oder Arbeitslosengeld von der Agentur für Arbeit.

Der Schwerbehindertenausweis

Wer an Krebs erkrankt ist, hat die Möglichkeit, einen Schwerbehindertenausweis zu beantragen.

Zuständig dafür ist das jeweilige Versorgungsamt.

Im Antrag muss die genaue Erkrankung erläutert werden, des Weiteren wo und von welchen Ärzten, Krankenhäusern und Kurkliniken man behandelt wurde. Weiterhin entbindet man die Ärzte von ihrer Schweigepflicht und so kann sich das Versorgungsamt direkt mit den Ärzten in Verbindung setzen und den Antrag bearbeiten.

Durch den Schwerbehindertenausweis sollen die Strapazen und Nachteile durch eine Krebserkrankung ein wenig ausgeglichen werden.

Er wird prozentual durch einen Grad der Behinderung festgelegt.

Welche Vorteile bringt mir so ein Schwerbehindertenausweis, fragst du dich? Es ist ein komisches Gefühl, nach allem auch noch einen Schwerbehindertenausweis zu beantragen. Schließlich hofft man doch, nun wieder weitgehend o.k. zu sein.

Ich würde diesen Ausweis immer beantragen, da man ab einem Grad der Behinderung von 50 Prozent jährlich mehr Urlaubstage beantragen kann und er auch für die Zeit von fünf Jahren, denn so lange gilt er, einen hohen Kündigungsschutz am Arbeitsplatz bietet.

Er bringt steuerliche Vorteile, ermäßigte Preise bei verschiedenen Veranstaltungen und im öffentlichen Personenverkehr.

Den Grad der Behinderung legen die Versorgungsämter nach bestimmten Richtlinien fest. Sie sind nachzulesen im Internet unter *www.bmas.de*

Wo finden alleinerziehende Mütter zusätzlich Unterstützung?

In diesem Kapitel möchte ich noch ein paar Anlaufstellen für alleinerziehende Mütter nennen. Diese Frauen sind nicht nur durch die Krankheit in einer schwierigen Situation, sondern sie sind zusätzlich noch für ihre Kleinen verantwortlich. Vielleicht lebst du schon länger allein. Vielleicht konnte dein Partner mit der Situation nicht klarkommen und ist einfach gegangen. Ich hoffe nicht, dass dir das widerfahren ist. Aber dennoch, du wirst deinen Weg finden. Erst einmal bist du auf dich allein gestellt und hast keine „starke Schulter" zum anlehnen. Eventuell kämpfst du noch mit den Nebenwirkungen der Krankheit und musst doch auf der anderen Seite schon wieder ganz deinen Mann oder besser deine Frau stehen. Du kannst es. Viele Frauen wachsen in solch einer Situation über sich selbst hinaus. Trotzdem ist es vielleicht ganz hilfreich, wenn man weiß, wo es im Notfall Hilfe gibt. Ich konnte für euch drei gute Anlaufstellen in Erfahrung bringen. Das ist zum einen der VAMV, der Verband für alleinerziehende Mütter und Väter. Dieser Verband richtet sich nicht nur an Mütter, die erkrankt sind, sondern er hilft generell alleinerziehenden Elternteilen. Auf seiner Tagesordnung stehen Hilfe bei Fragen der Existenzsicherung allgemein, aber auch Unterstützung bei sozialrechtlichen Problemen, wie Kinderbetreuung, Rehabilitationsmaßnahmen, Unterhaltsansprüchen, Fragen zum Sorge- oder Umgangsrecht und Kuren. Er veranstaltet Elternkurse, um die Eltern bei Erziehungsfragen zu unterstützen. Die Angebote und noch vieles mehr findest du im Internet unter: *www.VAMV.de*

Eine weitere helfende Institution ist die Annette Rexrodt von Fircks Stiftung. Annette Rexrodt von Fircks war vor dreizehn Jahren, im Alter von fünfunddreißig Jahren, selbst an Brustkrebs erkrankt. In der darauffolgenden Operation wurden ihr beide Brüste amputiert und da der Krebs gestreut hatte, gab man ihr eine Überlebenschance von maximal drei Monaten. Sie hat gekämpft und sie hat es geschafft.

Nun hilft sie anderen betroffenen Frauen. Sie hat eine Stiftung gegründet, wo krebskranken Müttern und Vätern geholfen wird. „Gemeinsam gesund werden" ist ihr erstes Stiftungsprojekt an der Ostsee. Hier können Mütter, die an Brustkrebs erkrankt sind, im Anschluss an ihre Erstbehandlung gemeinsam mit ihren Kindern eine dreiwöchige Rehabilitation machen.

Die Homepage dazu lautet: *www.gemeinsam-gesund-werden.de*. Weitere Informationen dazu findest du unter: *www.rexrodtfircks.de/Die-Rexrodt-von-Fircks-Stif-tung*

Und der dritte Anlaufpunkt könnte der Verein Hilfe für Kinder krebskranker Eltern e.V. sein. Er wird geleitet von Frau Dr. Linda Schneider. Die Anschrift lautet: Güntherstr. 4a, 60528 Frankfurt/Main. Tel.: 069/67724504 oder Internet: *www.hilfe-fuer-kinder-krebskranker-eltern.de*. Hier geht es vor allem um psychologische Hilfe für die Betroffenen.

Vielleicht am Ende noch ein kleiner Tipp. In besonderen Fällen haben gesetzlich Krankenversicherte Anspruch auf eine Haushaltshilfe. Voraussetzung ist, dass im Haushalt keine weitere erwachsene Person lebt, die die Aufgaben übernehmen kann, und das noch im Haushalt lebende Kind unter zwölf Jahren ist. Wenn das für dich interessant ist, erkundige dich doch mal bei deiner Krankenkasse. Pro Kalendertag muss eine Zuzahlung von mindestens fünf und maximal zehn Euro selbst getragen werden.

Wenn die wirtschaftlichen und organisatorischen Aufgaben geklärt sind, wie geht es dann weiter?

„Was kann ich tun, um mein neu beginnendes zweites Leben zu schützen und zu erhalten?“, wirst du dich sicher öfter gefragt haben. Es gibt viel, was wir tun können.

Auf eine medizinische Maßnahme bin ich bisher noch nicht zu sprechen gekommen, das ist die Antihormontherapie. Bei einigen Frauen, so auch bei mir, war der Tumor hormonabhängig. Nun möchte ich genau erläutern, was die Antihormontherapie eigentlich ist.

Ausführliches zur Antihormontherapie

Warum ist sie so wichtig?

Nachdem wir nun alle Behandlungen wie die Operation, die Strahlen- und Chemotherapie hinter uns gebracht haben, werden einige Maßnahmen nötig, um unsere Gesundheit zu erhalten.

Während der vorangegangenen Blutuntersuchungen hat sich herausgestellt, ob dein Tumor hormonabhängig war oder nicht. War er hormonabhängig, dann hat der Arzt mit Sicherheit eine Antihormontherapie in deinem Behandlungsplan festgelegt. Was heißt nun hormonabhängig?

Hormone haben die Aufgabe, Informationen zwischen unseren Zellen und dem Gewebe unseres Körpers zu überbringen. Sie wirken auf unseren gesamten Stoffwechsel und regen die Zellen verstärkt an, sich zu teilen. Sie wirken ähnlich wie Dünger für eine Pflanze. Leider eben auch auf den Tumor. Der bekommt dadurch einen Energieschub, einen Kick, was ihn zu verstärktem Wachstum anregt. Das soll durch die Antihormontherapie verhindert werden.

Nicht jede Zelle reagiert auf Hormone. Dafür hat sie einen speziellen Sensor, einen Hormonrezeptor, der wie eine kleine Antenne funktioniert. Über diese kleine Antenne nimmt die Zelle Östrogene auf. Jedes Hormon passt nur auf den zu ihm passenden Rezeptor. Ähnlich wie Topf und Deckel. Das heißt, jeder Deckel passt nur auf seinen Topf, auf seine ganz spezielle Antenne. Hat die Krebszelle nun so einen Hormonrezeptor, kann man den Krebs überlisten, indem man diese Antennen blockiert.

1.Tamoxifen

Durch ein Anti-Östrogen, wie z.B. Tamoxifen, wird nun der Rezeptor auf der Antenne durch einen „Deckel“ verschlossen, damit er kein weiteres Östrogen für den Tumor aufnehmen kann.

Zusammenfassung: Der Körper produziert zwar noch weiterhin Hormone, die können aber von den Zellen nicht mehr aufgenommen werden. Die Hormonrezeptoren werden durch Tamoxifen gedeckelt.

Nun sind, wie wir ja alle wissen, die Östrogene gleichzeitig auch die Hormone, die uns Frauen glücklich machen. Sie verschaffen uns eine schöne, faltenfreie Haut, gute Laune und Spaß am Sex.

Haben wir nicht schon genug mitgemacht? Nun auch noch die Hormone. Wir alle wissen, wie sich unsere Stimmung verändert, wenn unsere Regel im Anmarsch ist, aber diese Stimmungsschwankungen vergehen spätestens nach ein paar Tagen wieder.

Die Antihormontherapie dauert fünf Jahre. Fünf Jahre ohne Hormone sind eine lange Zeit. Aber die Argumente **FÜR** eine Hormontherapie sind nicht von der Hand zu weisen. Entzieht sie doch einem Tumor einen wesentlichen Teil seiner Nahrung und seines „Düngers". Wir wollen dem Krebs jede, aber auch jede Chance nehmen, sich noch einmal bei uns einzunisten.

Und plötzlich in den Wechseljahren

Das Fehlen unserer Glückshormone hat zur Folge, dass wir Nebenwirkungen wie in den Wechseljahren bekommen. Viele Frauen fühlen sich schlagartig um Jahre gealtert, wenn schon am Morgen die Glieder schmerzen, wenn man aus dem Bett aufsteht. Unsere Stimmung schwankt von himmelhoch jauchzend bis zu Tode betrübt, wie schwanger und die Regel erwartend gleichzeitig.

Manche Frauen leiden unter Depressionen. Das Schlafzimmer dient mehr dem eigentlichen Zweck als es sollte, denn die sexuelle Lust nimmt ab. Früher waren wir traurig über jede Sportschau, über jedes Fußballspiel am Abend, wenn wir ihn nicht mit unserem Liebsten in trauter Zweisamkeit verbringen konnten, heute lieben wir Sportsendungen. Es ist zwar nicht mehr so viel los in deinem Schlafzimmer wie früher, aber schlafen kannst du trotzdem nicht. Die Tabletten führen nämlich oft zu Schlafstörungen. Des Nachts plagen uns Schweißausbrüche, am Tage Hitzewallungen.

Ich sehe an manchen Tagen aus, als ob ich 40 Grad Fieber habe. Kommt so ein Schub, dann reiße ich mir die Sachen vom Leibe, egal, wo ich gerade bin, um dann aber fünf Minuten später frierend alles wieder eilig anzuziehen. Das ist nicht weiter schlimm, denn seitdem trage ich nur noch „Zwiebellook“.

Als ich meine Tabletten noch am Morgen nahm, ließ die Wirkung meist nicht lange auf sich warten. Oft passierte es in der S-Bahn. Ich saß kaum, da kam die erste Welle. Nach diesem kurzen aber intensiven Hitzeschub riss ich mir den Mantel vom Leibe. Weiter glühend, die Jacke hinterher, bis ich dann erlöst aufatmend, zwar immer noch glühend, aber froh, in T-Shirt, auf meinem Schoß einen Berg von Klamotten, in der S-Bahn saß. Mein Kopf war rot wie eine Tomate. Die Leute um mich herum saßen eingemummelt wie die Eskimos auf ihren Sitzen und beobachteten mein hektisches Tun.

Mir war es langsam egal geworden, ich konnte die Hitze einfach nicht aushalten. Übrigens: Hier spürst du echte Frauensolidarität. Mir haben oft Frauen verständnisvoll zugelächelt. Meist Frauen so ab fünfzig. Ich glaube, die kannten das Problem.

Was haben wir denn noch Schönes auf unserem Wechseljahrprogramm? Durch die Veränderungen im Stoffwechsel kann es zu Gewichtszunahme und Wassereinlagerungen kommen. Wenn du deine Essgewohnheiten ein wenig kontrollierst, kannst du aber das Schlimmste verhindern. Last but not least kann der Östrogenmangel zu vermehrtem Haarausfall führen. In einzelnen Fällen wirkt sich das Tamoxifen negativ auf die Augen aus. Es kann zu Sehstörungen kommen. Deshalb wird angeraten, sich regelmäßig von einem Augenarzt untersuchen zu lassen. Vereinzelt können Venenentzündungen und Thrombosen auftreten.

Das alles liest sich jetzt sicher wie etwas, was man niemals lesen sollte. Nämlich wie ein Beipackzettel. Ich nehme meine Medikamente nun seit zwei Jahren und es ist wirklich zum Aushalten. Natürlich tun mir manchmal die Knochen weh und es gibt auch andere kleine Zipperlein, aber alles in allem ist es nicht halb so schlimm, wie es sich jetzt anhören mag. Es sind alles Nebenwirkungen, die auftreten KÖNNEN, aber nicht müssen. Außerdem gibt es auch noch ein paar Mittelchen aus der Trickkiste, um das Leben erträglicher zu machen.

Mein EXTRATIPP: *Sprich mit deinem Arzt über Biophosphate.*

2. GnRH-Analoga stoppt die Östrogenproduktion in den Eierstöcken

Diese Methode ist ausschließlich für Frauen vor den Wechseljahren geeignet. Vor den Wechseljahren produzieren die Eierstöcke den Großteil der Östrogene.

Nach den Wechseljahren treten dafür andere Organe wie die Leber, das Fett- und Muskelgewebe sowie die Haarwurzeln ein.

Durch das Medikament GnRH-Analoga hat man die Möglichkeit, die Produktion von Östrogen in den Eierstöcken zu unterbinden. Wie funktioniert das genau? Die Eierstöcke erhalten von der Hirnanhangdrüse über ein sogenanntes Befehlshormon mit dem Namen Gonadotropin-Releasing-Hormon, abgekürzt GnRH, den Befehl, Östrogene zu produzieren. Der Hypothalamus ist die Schaltzentrale dafür. Unterbricht man nun diese Produktionskette, indem man ein Medikament spritzt, das der Hirnanhangsdrüse signalisiert, dass keine weiteren Östrogene produziert werden sollen, hat man eine Nahrungsquelle für den Tumor abgeschnitten. GnRH ist ein Medikament mit Depotwirkung.

Was können wir gegen die Nebenwirkungen tun?

Grundsätzlich ist es wichtig, die Antihormontherapie als ein hilfreiches Mittel anzuerkennen, um gesund zu bleiben und die Nebenwirkungen in Kauf zu nehmen. Es gibt einige Möglichkeiten, um die Nebenwirkungen zu lindern. Um mit den Hitzewallungen besser fertig zu werden, sollte man im Alltag überheizte Räume meiden und Zwiebelkleidung tragen. Durch viel Bewegung kann man den Gliederschmerzen entgegenwirken.

3. Entfernung der Eierstöcke

Auch eine vollständige Entfernung der Eierstöcke würde die Östrogenproduktion verhindern. Dies ist aber eine endgültige Entscheidung, die man sich gut überlegen muss. Es ist auch fraglich, ob das bei Frauen vor den Wechseljahren eine sinnvolle Maßnahme ist.

Zusammenfassend kann man sagen: Auch das Stoppen der Östrogenproduktion bei Frauen vor den Wechseljahren ist eine wirksame Form, dem Krebs seine Nahrungsquelle zu entziehen. Dies erfolgt durch Depotspritzen, die für eine gewisse Zeit wirken und dann wiederholt werden müssen. Aber auch eine Entfernung der Eierstöcke würde die Östrogenproduktion unterbinden.

Leider hat die Außerkraftsetzung der Eierstöcke ähnliche Nebenwirkungen wie die Wechseljahre. Die Regel bleibt aus, die Schleimhäute werden trocken, die sexuelle Lust lässt nach. Uns plagen Knochen- und Gelenkschmerzen, wir bekommen Wassereinlagerungen. Es gibt eine vermehrte Gefahr Osteoporose zu bekommen. Auch die Funktionsfähigkeit der Harnblase kann eingeschränkt sein. Es kann zu unkontrollierbarem Urinverlust (Inkontinenz) kommen.

4. Aromatasehemmer

Aromatasehemmer werden dann verschrieben, wenn die Produktion der Eierstöcke nicht mehr aktiv ist, also in oder nach den Wechseljahren. Zu dieser Zeit produziert der Körper trotz allem noch Hormone, aber eben nicht mehr in den Eierstöcken, sondern in anderen Organen. Das sind die Leber, das Muskel- und Fettgewebe sowie die Haarzellen. Die dort produzierten Hormone werden dann durch ein Enzym mit dem Namen Aromatase zu Östrogenen umgebaut. Wie der Name schon sagt, verhindern die

Aromatasehemmer den Umbau des Enzyms Aromatase zu Östrogen.

Es kann zu Gliederschmerzen kommen, die aber, einmal in Bewegung, wieder nachlassen. Es können Herz-Kreislauf-Probleme auftreten. Wer eine Veranlagung dazu hat, so wie ich, sollte sich mit seinem Kardiologen in Verbindung setzen, um die Werte von Zeit zu Zeit kontrollieren zu lassen. Die Tabletten können das Herz belasten. Durch den Aromatasehemmer kann die Knochendichte abnehmen und es kann infolgedessen zu Osteoporose kommen. Um das zu kontrollieren, kann man zur Vorbeugung in bestimmten Abständen die Knochendichte messen lassen.

Zusammenfassend kann gesagt werden, dass durch Aromatasehemmer der Umbau vom Aromatase in Östrogen verhindert wird.

5. Antikörpertherapie

Die Antikörpertherapie ist eine der jüngsten Behandlungsmethoden bei Brustkrebs. Da das Immunsystem meistens stark geschwächt ist, wenn Krebs ausbricht, kann man mit der Antikörpertherapie das körpereigene Abwehrsystem wieder stärken. Dadurch soll das Krebswachstum gebremst werden. Die Antikörpertherapie wird mittels Infusionen verabreicht.

Nebenwirkungen lindern

Sport

Sport ist ein gutes Mittel, um die Nebenwirkungen einer Antihormontherapie zu mildern. Er stärkt das Immunsystem, unsere körpereigene Abwehr und das gibt uns ein besseres, kraftvolleres Lebensgefühl. Langsam bekommst du wieder mehr Selbstvertrauen in deine eigenen Kräfte. Sport sorgt für einen Adrenalinschub und baut gleichzeitig Stresshormone ab. Wenn man erst einmal den inneren Schweinehund besiegen konnte, wird man recht bald merken, dass man sich mit jedem Schritt wohler fühlt. Ich war nie eine Sportskanone und laufen machte mir nur im Zusammenhang mit vollgestopften Schaufenstern Spaß. Das sollte sich nun bald ändern, denn nach meiner Krankheit trat „Harley“ in mein Leben.

Mein größter Herzenswunsch erfüllte sich, als Welpe Harley neu in unser „Familienrudel“ aufgenommen wurde. Er sollte von jetzt an dafür sorgen, dass ich genug Bewegung bekam. Und das tat er auch. Nun verlangte dieses kleine Fellbündel, später auch liebevoll „kleines Flohkissen“ genannt, stets und ständig mit mir an die frische Luft zu gehen. Unaufschiebbar, denn ihm wäre es schließlich egal gewesen, ob er nun am Baum oder in meinem Wohnzimmer … Aber so weit wollte ich es nicht kommen lassen.

Harley ist ein dänischer Bauernhund und so aktiv wie ein Jack Russel. Fast. In den zehn Monaten, die ich ihn jetzt habe, habe ich fast den gesamten Globus umrundet, wenn man die Kilometer zusammenzählt. Ich kenne jeden, aber auch jeden Hundebesitzer im Umkreis von fünfzehn Kilometern samt Name, Rasse seines Tieres, Herrchen oder Frauchen und diversen Anekdoten. Seitdem ich meinen kleinen „Trainer auf vier Pfoten“ habe, bin ich viel an der frischen Luft und bewege mich „ausreichend“. Über mangelnde soziale Kontakte kann ich mich auch nicht beschweren. Weiterhin liebe ich es, neue Hundebesitzer kennenzulernen, da wir irgendwie auf einer Wellenlänge sind und spätestens nach drei Sekunden ein Gesprächsthema haben. Abends dann bekomme ich meine Portion Liebe und er natürlich auch seine. Das heißt, wir kuscheln, bis einer von uns zuerst auf der Couch eingeschlafen ist. Meist ist es Harley, aber manchmal auch ich. Die Kuscheleinheiten werden gerecht zwischen mir und meinem Mann aufgeteilt, wobei ich nicht sicher bin, wer von den beiden zuerst einschläft. Mit einem Lächeln habe ich meine Muskel- und Gelenkschmerzen vergessen, schlüpfe in meine Stiefel und los geht's.

Jetzt sagst du vielleicht, das mit dem Hund ist ja alles gut und schön, aber wenn ich wieder arbeiten gehe, habe ich gar keine Zeit, mich um den Hund zu kümmern. Oder einer aus deiner Familie hat eine Tierhaarallergie und den willst du ja schließlich nicht umbringen. Ein Hund kostet auch etwas Geld und du hast es gerade nicht übrig. Wie auch immer. Wenn du ein Tierliebhaber bist und trotz allem gern mit einem Hund spazieren gehen möchtest, brauchst du nicht traurig zu sein, denn auch dafür gibt es eine Lösung. Viele Tierheime freuen sich über Gassigeher. Hier kannst du dir einen Hund „ausleihen“ und nach ein oder zwei Stunden gibst du ihn wieder im Tierheim ab. Erst stand ich der Sache mit dem Abgeben nicht gerade optimistisch gegenüber, aber seitdem meine Freundin Gabi das mit größter Freude praktiziert, weiß ich, dass es Hund und Mensch große Freude bringt. Viele Hunde in den Tierheimen werden vermittelt und sind nur vorübergehend im Tierheim. Sie haben kein armseliges Schicksal bis an ihr Lebensende. Du tust dann noch ein gutes Werk.

Vielleicht gibt es auch in der Nachbarschaft einen Hund, den du dir einfach mal „ausleihen" kannst. Bestimmt gibt es Herrchen und Frauchen, die sich freuen, wenn Wuffi noch eine zusätzliche Gassirunde kriegt.

Darf ich vorstellen?

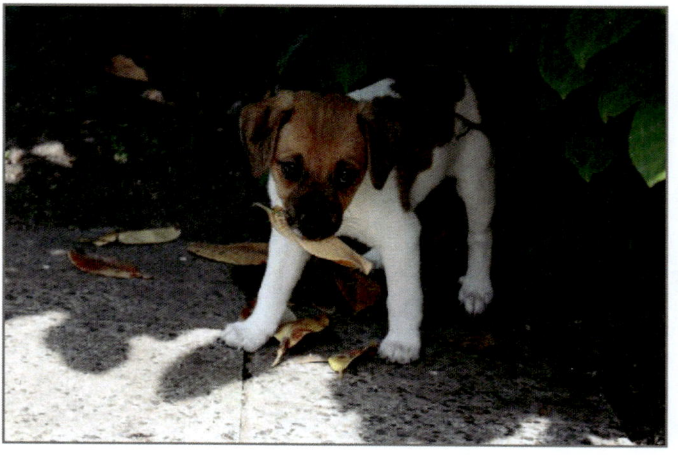

Das ist HARLEY – Mein Trainer auf vier Pfoten

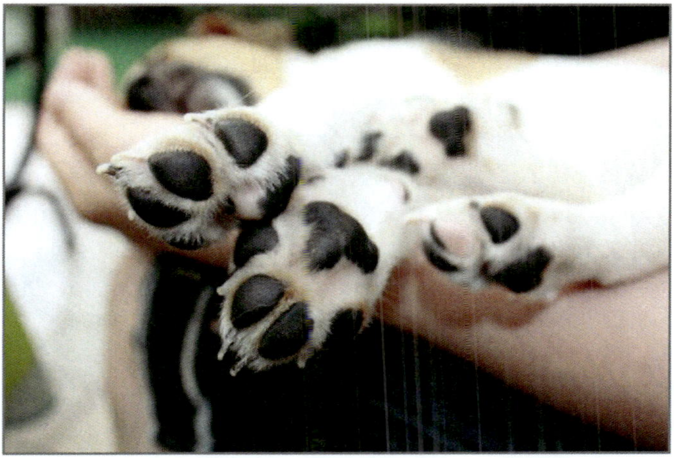

Nach einem langen Marsch bin ich hundemüde.

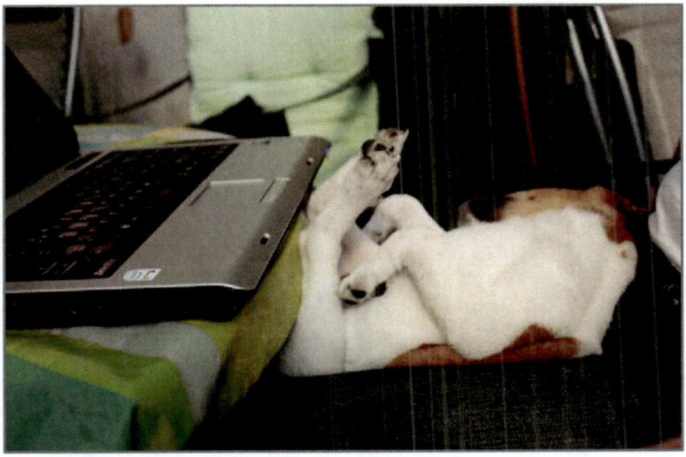

Frauchen schreibt schon wieder an ihrem Buch und ich schlaf mal eben eine Runde!!!

Wenn man einmal von den Spaziergängen mit einem Hund absieht, gibt es noch weitere Möglichkeiten, sich sportlich zu betätigen. Wenn die Narbe verheilt ist, kann man eigentlich langsam wieder alle Sportarten machen, bei denen man den operierten Arm nicht zu sehr belastet. Alle Ausdauersportarten, wie zum Beispiel Schwimmen, Wandern, Nordic Walking, eignen sich für den langsamen Aufbau der Kondition. Wie oft soll man Sport machen? Mein Kardiologe würde jetzt antworten: „So oft du kannst!". Er hält Sport für eins der wichtigsten Möglichkeiten, um sich fit und gesund zu erhalten. Außerdem, hat er mir erklärt, ist Sport ein Krebskiller. Wenn man drei- bis viermal in der Woche 45 bis 60 Minuten Ausdauersport macht, der nicht über die Belastungsgrenze geht, ist das sicher ein guter Anfang. Man sollte sich auf keinen Fall überlasten. Erstens tut das dem Körper nicht gut und außerdem ist das ein „Lustkiller". Sport soll Spaß machen und keine Quälerei sein. Mache den Sport, der dir Spaß macht, das ist ganz wichtig. Das setzt positive Energien frei!

Nach etwa zwei bis drei Wochen hat sich der Körper an die Aktivitäten gewöhnt und du kannst die Dosis steigern.

Ausdauersport ist gut für die Psyche, die Nerven, das Herz, für den gesamten Bewegungsapparat, die Knochen, Sehnen und Bänder, die durch die Antihormontherapie zusätzlich belastet sind. Der Sauerstoff ist gut für die Lunge und das Laufen, Gehen oder Schwimmen machen den Kopf frei.

Wenn dir die ganze Lauferei keinen Spaß macht und du lieber zu Hause etwas Sport treiben willst, ist ein Crosstrainer eine gute Variante. Hier kannst du auch deine Kondition, deine Ausdauer, Herz und Muskeln trainieren. Ein guter Crosstrainer muss eine Schwungmasse von mindestens 20 kg haben, damit du leicht laufen kannst. Ich habe meinen gebraucht im Internet gekauft. Wichtig ist, dass man sich nicht gleich zu viel vornimmt und auf die Pulsfrequenz achtet.

Welchen Pulsschlag darf ich nun haben? Es gibt eine Faustformel, um den Pulsschlag zu errechnen:

Pulsschlag = 180 Minus Alter +/- 10

Hier ist ein Rechenbeispiel:

Alter: 50 Jahre,

180 – 50 Jahre = 130

130 ist also der Puls, der optimal ist. +/- 10

120 bis 140 Pulsschläge sind auch noch im grünen Bereich.

Na dann: Sport frei!!!

Mein TIPP: *Solange du dich beim Training noch unterhalten kannst, bist du im richtigen Tempo.*

Welche Sportarten sind nicht oder nur bedingt empfehlenswert?

Tennis und Federball sind nur bedingt zu empfehlen, da der operierte Arm durch die Wucht, mit der der Ball geschlagen wird, zu sehr belastet wird. Krafttraining mit Gewichten sollte man gänzlich lassen.

Entspannungsübungen

Yoga, Meditation, Visualisierungen mit Entspannungs-CDs tun ebenfalls der Seele gut und helfen dabei, Schlafstörungen zu beseitigen und Verspannungen zu lösen.

Mein EXTRATIPP: *Gönn dir mal wieder eine schöne Massage!*

Für die Knochen – gegen Osteoporose

Durch einige Medikamente kann die Knochendichte abnehmen. Das nennt man Osteoporose. Frauen, die an Osteoporose erkrankt sind, haben eine erhöhte Frakturanfälligkeit, d.h. schon beim kleinsten Sturz können die Knochen brechen. Durch Einnahme von Calcium-Präparaten kann man diesen Prozess verzögern. Ich empfehle folgendes Präparat aus der Apotheke:

Calcium-Sandoz D, 1200 mg Calcium kombiniert mit 800 I. E. Vitamin D. Bitte die Dosis vorher noch einmal mit dem Arzt besprechen, da ein Zuviel an Calcium nicht gut für den Körper ist.

Trockene Schleimhäute

Gegen trockene Schleimhäute kann man Nasenspülungen machen. Es gibt auch Nasensprays mit einer isotonischen Kochsalzlösung, die der normalen Feuchtigkeit in der Nase nachempfunden sind. So gibt es ein Nasenspray Tussamag, Nasenspray pur, isotonische Kochsalzlösung, für 2,49 Euro in jeder Apotheke frei verkäuflich. Es gibt aber auch andere Kochsalzsprays mit Panthenol in der Apotheke. Falls du trockene Schleimhäute im Hals hast und ständig husten musst, kannst du sie mit „künstlicher Spucke“ aus der Dose wieder befeuchten. Die schmeckt zwar etwas gewöhnungsbedürftig, aber sie hilft. Es ist eine Spraydose in 50 oder 100 ml. Das Mittel heißt Glandosan und ist aromatisiert oder neutral erhältlich. 50 ml kosten 10,66 Euro und 100 ml 16,96 Euro. Eine Creme namens Deumavan hilft bei der Intimpflege. (Stand 2011)

Trockene Haut

Durch den Feuchtigkeitsverlust der Haut wird sie etwas schuppig und juckt auch. Hier hat mir die noch übriggebliebene Sonnencreme und auch die After Sun-Lotion sehr geholfen, da sie sehr feuchtigkeitshaltig sind.

Stark fettende Ölbäder, wie z.B. Balneum Hermal F von Almiral und stark fetthaltige Lotionen wie z.B. Excipial U Lipolotio (ein Schweizer Produkt) bringen Linderung. Man sollte nicht zu häufig baden, da das die Haut noch mehr austrocknet, duschen ist hautschonender.

Hitzewallungen/Schweißausbrüche

Wer unter starken Hitzewallungen leidet, sollte möglichst keine heißen Bäder nehmen. Trotzdem kann ich von meinen Saunabesuchen das Gegenteil berichten. Seitdem ich wieder in die Sauna gehen kann, sind meine Hitzewallungen weniger geworden.

Am besten ist luftige Kleidung aus Naturmaterialien, die atmungsaktiv sind. Bei mir führen Kunststofftextilien immer zu Hitzeausbrüchen. Ich habe mir angewöhnt, meine Tabletten abends einzunehmen, weil ich dann die meisten Hitzewallungen in der Nacht habe und sie oft gar nicht mitbekomme. Der Körper gewöhnt sich nach und nach an die Antihormontherapie und auch die Hitzewallungen lassen nach.

Wie ist es mit der Liebe?

Sicher ist das individuell sehr verschieden. Jeder Mensch hat andere Bedürfnisse und so gibt es sicher Paare, die vor der Krankheit jeden Tag Sex hatten und andere fanden es ganz normal, nur einmal im Monat Sex zu haben und waren trotzdem zufrieden. Was sich verändert, ist zum einen das Körpergefühl der Frau nach der Operation und zum anderen der Libidoverlust während der Antihormontherapie. Es braucht etwas Zeit nach einer Brustkrebsoperation, bis Frau sich wieder als Frau fühlt. Zu groß ist die Verletzung, ganz gleich, ob emotional oder körperlich.

Bei der Operation werden in der Regel eine Reihe von Nerven durchtrennt und so hat man ein taubes Gefühl in der Brust. Das ist so, als wenn man beim Zahnarzt eine betäubte Backe hat. Nur, dass die Betäubung eben nicht nachlässt. Da man nichts fühlt, ist es gewöhnungsbedürftig, fast ein wenig unangenehm, wenn dieses taube Etwas berührt wird. Erst nach und nach gewöhnt man sich daran und dann spielt es keine Rolle mehr. Außerdem kommt in der Regel auch wieder nach und nach etwas Gefühl zurück.

Aber auch für den Partner ist es eine Ausnahmesituation, da er seine Frau ja nicht verletzen oder ihr weh tun möchte. Hier ist es gut, wenn man gemeinsam über dieses Thema reden kann. So weiß jeder, wie weit er gehen kann und was für den Anderen eine Hemmschwelle bzw. unangenehm ist. So wird sich mit der Zeit das Liebesleben auf einem neuen Niveau wieder einpegeln.

Die Frauen, die danach noch eine Antihormontherapie bekommen, werden merken, dass ihr sexuelles Verlangen nachlässt und sie zusätzlich unter trockenen Schleimhäuten leiden, was die Sache nicht gerade einfacher macht. Gegen die trockenen Schleimhäute kann man in der Apotheke ein Gel kaufen oder von Gynäkologen verschreiben lassen. Die Sache mit der Lust ist eine andere. Auch hier stellt sich peu à peu wieder etwas Normalität ein, aber ganz regulieren wird es sich nicht. Du wirst manchmal Sex lieber durch Kuscheln ersetzen, was durchaus auch seine Berechtigung hat. Wenn es für deinen Partner auch o.k. ist, wunderbar. Wenn nicht, werdet ihr gemeinsam einen Weg finden, dass beide zufrieden sind.

Alternative Heilmethoden

Akkupunktur – die Heilkunst mit den Nadeln

Akkupunktur kommt aus dem Chinesischen und wird auch als eine Medizin der fließenden Lebenskraft bezeichnet. Jeder Körper hat 361 Akkupunkturpunkte, die sich auf 12 paarigen und 2 unpaarigen Hauptleitbahnen befinden. Jeder Akkupunkturpunkt steht für ein Körperteil, ein Organ, eine Region. Sticht man nun eine Akkupunkturnadel in diesen Punkt, kann die Energie wieder fließen. Blockaden, die den Energiefluss verhindern, werden aufgelöst. Diese Blockaden verursachen Schmerzen und Krankheiten. Setzt man Nadeln in diese einzelnen Energiepunkte, so kann der Energiefluss positiv beeinflusst werden und nicht nur körperliche, sondern auch seelische Störungen und Beschwerden verschwinden. Wir sind wieder im Fluss. Hier habe ich eine sehr gute Ansprechpartnerin für den Berliner Raum. Frau Hansen ist Ärztin und eine „Fachfrau in Sachen Nadeln“. Du kannst sie im Institut für Psychosomatik in der Badenschen Straße 18, 10715 Berlin unter Tel.: 030/311620470 kontaktieren.

Misteltherapie

Die Misteltherapie ist eine Behandlungsmethode in der Krebstherapie. Obwohl sie wissenschaftlich nicht anerkannt ist, wird sie doch oft von den Ärzten eingesetzt. Die Mistel ist schon seit dem Altertum als Heilpflanze bekannt. Man gewinnt einen Wirkstoff aus verschiedenen Misteln. Bei

Iscador, dem gebräuchlichsten Präparat, werden Misteln aus Tannen, Apfelbäumen, Kiefern und Ulmen gewonnen. Der Extrakt wird dann mit Milchsäurebakterien fermentiert und mit potenzierten Metallen wie Quecksilber, Silber oder Kupfer versetzt. Das Ganze wird stark verdünnt. Man spritzt sich das Serum aus der weißbeerigen Mistel, die von den verschiedensten Wirtsbäumen gesammelt wird, meist in den Bauch. Entwickelt wurde die Misteltherapie von Rudolf Steiner und der Ärztin Ita Wegmann. Die Misteltherapie wird in Ergänzung zu anderen Behandlungen durchgeführt. Nebenwirkungen wie Rötungen und Juckreitz sind normal.

Reiki

„Jede Krankheit hat ihre Botschaft. Wenn du sie verstanden hast, verliert die Krankheit ihren Sinn.“ Das waren die Worte einer sehr alten Reiki-Meisterin an mich, als sie erfuhr, dass ich an Brustkrebs erkrankt war. Zwei einfache Sätze und so viel Inhalt.

Was ist Reiki eigentlich?

Reiki ist Kraftübertragung durch universelle Lebensenergie. Der Behandler, das kann ein ausgebildeter Reiki-Lehrer oder -Meister sein, legt seine Hände auf oder über die jeweiligen Stellen des Kranken, die geheilt werden sollen. Energie beginnt zu fließen. Dabei entsteht ein warmes Gefühl, manchmal auch ein Kribbeln oder leichtes Pieken. Der Heiler fungiert dabei als Kanal, durch den eine heilende Lebensenergie auf den Kranken übertragen wird. Reiki hat vielfältige Wirkungen. Es wirkt entspannend und kraftspendend, die kranke Stelle wird mit heilender Energie versorgt und Reiki hat auch, gerade nach einer Chemo- oder Strahlentherapie, reinigende und entgiftende Wirkung. Immer mehr Ärzte, die auch alternative Heilmethoden anwenden, akzeptieren und schätzen diese Möglichkeit der Heilung. Wenn du dich mit Reiki behandeln lassen möchtest, solltest du achtsam sein und unbedingt auf einen seriösen Behandler achten.

Im Reiki gibt es verschiedene Grade. Wer den ersten Grad hat, kann sich und andere mit der universellen Lebensenergie versorgen. Wer den zweiten Grad hat, ist dann schon etwas mehr ausgebildet, er kann nun auch Energie verschicken und hat Symbole zur Hand, mit denen er zusätzlich arbeiten kann. Der dritte Grad ist der des Reiki-Meisters, der vierte Grad der des Reiki-Lehrers.

Leider gibt es hier auch Scharlatane. Wichtig ist, dass der, der dich behandelt, nach Dr. Mikao Usui ausgebildet wurde. Er war ein Heiler, der 1865 in Japan geboren wurde. Im buddhistischen Glauben großgezogen, lernte er viele spirituelle Heilmethoden, wie z.B. auch Qi Gong und Chi Kung. Da er viel in der Welt herumreiste, erwarb er auf diesem Weg verschiedenes Wissen und wurde zu einem „Universalgelehrten". Usui erforschte, wie es möglich ist, über Visualisierungen das Ki (es bedeutet Lebensenergie) durch die Energiebahnen des Körpers zu senden.

In Rei**KI**, ist auch das **Ki** für Lebensenergie enthalten. Rei heißt spirituelle Technik. Usui entdeckte die Reiki-Kraft. Es gibt eine Geschichte, in der es heißt, er bestieg im März 1922 den Berg Kurama, der sich in der Umgebung von Kyoto befindet, um dort eine 21-tägige Fastenmeditation zu machen. In dieser Zeit erfuhr er eine Erleuchtung und erhielt Reikienergie.

Wir wissen nicht, was richtig überliefert ist, eins steht aber fest, diese Reikienergie gibt es wirklich und sie ist eine heilende Lebensenergie. Ich habe es selbst mehrfach erlebt. Dr. Usui hat danach 16 seiner über 2000 Schüler zu Meistern ausgebildet. Die bekannteste seiner Schülerinnen war Hawayo Takata. Sie praktizierte seine Lehren zunächst auf Hawai und brachte sie in den westlichen Kulturkreis. Nun möchte ich meinen kleinen Ausflug in die Geschichte beenden und dir nur eins ans Herz legen. Prüfe einen Reikibehandler gründlich. Wenn er aus der Usui-Reihe stammt, sollte er eigentlich ein seriöser Behandler sein.

Und noch eins. Vertraue niemals jemandem, der sich als Heiler ausgibt, der dir verspricht, dich sofort zu heilen und dir im schlimmsten Fall eventuell noch rät, auf ärztliche Behandlungen zu verzichten.

Ein Reiki-Praktizierender kann deine Gesundung unterstützen und du wirst staunen, was so alles möglich ist, aber er kann dir niemals versprechen, dass du sofort gesund wirst. Das wäre unseriös.

Wenn du möchtest, kannst du mir schreiben, dann helfe ich dir gern, einen geeigneten Reiki-Heiler in deiner Region zu finden.

Schamanisches Heilen

Was ist Schamanismus? Beim Schamanismus hat sich das Wissen vieler Generationen über die Heilkräfte der Natur weitervererbt. Schamanismus ist das älteste Heilsystem, das der Menschheit bekannt ist, und ist bei den Naturvölkern immer noch sehr beliebt. Der Schamanismus besagt, dass der Mensch bei einer Krankheit immer in Disharmonie mit Natur und Kosmos ist. Ein Schamane hat viele verschiedene Möglichkeiten, um zu heilen. Der Schamane tritt mit spirituellen Kräften in Verbindung und ist der Überträger dieser Kräfte. Er hilft dabei, die Selbstheilungskräfte im Körper zu mobilisieren und die seelischen und körperlichen Energiefelder auszugleichen. Negative Energiefelder werden in positive umgewandelt.

Ich kann dir eine seriöse Schamanin nennen. Schick mir einfach eine E-Mail.

Gesunde Ernährung

Eine Ernährungsberaterin im Gespräch

Welchen Einfluss hat die Ernährung auf mein Immunsystem?

Das folgende Kapitel entstand in enger Zusammenarbeit mit einer Ernährungsberaterin. Ihr Name ist Vera Spellerberg und vielleicht dem einen oder anderen aus dem Fernsehen oder dem Rundfunk bekannt.

Wie wir aus dem Vergangenen gelernt haben, gibt es immer mehrere Risikofaktoren, um an Krebs zu erkranken. Die Ernährung hat einen ganz wesentlichen Einfluss auf unsere Gesundheit. Oft entsteht ja Krebs über Jahre hinweg und es gibt viele Studien, die belegen, dass unser Lebensstil im Allgemeinen und auch unsere Ernährung im Speziellen ein wichtiger Bestandteil für unsere Gesundheit ist. Es gibt Nahrungsmittel, die viele gute und gesunde Inhaltsstoffe haben, die unser Immunsystem stärken, unseren Stoffwechsel fördern und unseren Körper mit lebenswichtigen Nährstoffen versorgen. Ein starkes Immunsystem wiederum bedeutet, dass wir Krankheiten besser bewältigen können. Einige Nahrungsmittel haben sogar eine krebshemmende Wirkung. Auf einige dieser besonders wertvollen Lebensmittel möchte ich jetzt etwas näher eingehen. Leinöl ist so ein wertvolles Nahrungsmittel.

Multitalent Leinöl

Ich bin ein Leinölfan, weil es wirklich eine kleine Wunderwaffe ist. Am besten schmeckt es, wenn du es frischgepresst auf einem Markt kaufen kannst. Ich habe mir aber auch schon frisches Leinöl von verschiedenen Ölmühlen schicken lassen. Das war genauso lecker. Ich kaufe mein Leinöl gern auf einem Wochenmarkt ganz in meiner Nähe. Dort gibt es einen Stand, da kann man zusehen, wie das Leinöl frisch ausgepresst wird. Es macht mir immer wieder Spaß, über den Markt zu bummeln. Überall gibt es frisches Obst und Gemüse, tolle Blumensträuße und, wenn du magst, auch selbstgemachte italienische Spaghettis mit Pesto.

Nun zurück zum Leinöl. Wenn du dir einen kleinen Vorrat zulegen möchtest, weil du nicht jede Woche auf den Markt rennen willst, um Leinöl zu kaufen, oder, weil dein Konsum, nachdem du auf den Geschmack gekommen bist, deutlich in die Höhe schießt, dann kannst du das ruhig tun. Geöffnet hält sich das Leinöl vielleicht zwei maximal drei Wochen. Es lässt sich aber prima einfrieren. Egal, ob in einer Plastik- oder Glasflasche. Nimm es dann einen Tag vor dem Verzehr wieder aus dem Tiefkühler und du hast leckeres frisches Leinöl.

Was ist so toll an diesem Öl und wer hat es entdeckt?

Dr. Johanna Budwig war eine Wissenschaftlerin, die viel auf dem Gebiet der Fettforschung gearbeitet hat. Sie entdeckte zum Beispiel die gesättigten und die ungesättigten Fettsäuren. Sie fand heraus, welche Fette nicht gesundheitsschädlich sind und entdeckte dabei auch die schädlichen Transfette. Während ihrer Studien entdeckte und erforschte sie die Wirkung der Omega-3-Fettsäuren. Wie wir heute wissen, ganz wichtige Nährstoffe für unseren Körper. Dabei fand sie heraus, welche gesundheitsfördernde Wirkung diese Fette haben.

Derzeit gibt es über 2000 Studien, die die gesunde Wirkung von Omega-3-Fettsäuren belegen. Jeder Mensch benötigt diese essentiellen Fettsäuren täglich. Da der Körper sie nicht allein produzieren kann, müssen sie mit der Nahrung aufgenommen werden. Sie sind wichtig für viele biochemische Vorgänge in unseren Zellen sowie deren Aufbau. Leinöl ist ein pflanzliches Öl und es ist sehr gut geeignet, um diese Omega-3-Fettsäuren aufzunehmen, naturbelassen und einfach. Omega-3-Fett ist zum Beispiel auch in Lachsölkapseln enthalten. Sie sollten aber von anerkannten Firmen gekauft werden, da hier durch ständige Kontrollen gewährleistet ist, dass der Inhalt nicht mit Schwermetall belastet ist. Ich habe gelesen, dass es Studien gibt, die belegen, dass die Omega-3-Fettsäuren einen hohen Stellenwert in der Krebstherapie einnehmen. Zum einen sind sie für gesunde Menschen wertvoll um sich vor Krebs zu schützen und zum anderen helfen sie erfolgreich die vielen schädlichen Nebenwirkungen der Chemo- und Strahlentherapie zu lindern. Omega-3-Fettsäuren sind sehr wichtig für die Krebsbekämpfung.

Was kann Leinöl alles?

Ich weiß gar nicht, wo ich anfangen soll. Leinöl ist ein Allrounder. Es übt einen großen Einfluss auf unser Allgemeinbefinden aus. Leinöl sorgt für einen guten Cholesterinspiegel, es ist entzündungshemmend und wirkt sich positiv auf unser Herz- Kreislaufsystem aus. Es ist stimmungsaufhellend und mildert unangenehme Wechseljahresbeschwerden. Ich habe hier nur einige Eigenschaften aufgezählt, denn das Leinöl kann noch viel mehr. Das Wichtigste für uns ist, dass man Leinöl eine krebshemmende Wirkung nachsagt.

Und, es schmeckt auch noch.

Man kann es entweder in den Quark rühren oder, wem das schmeckt, der kann es einfach pur auf den Teller gießen. Eine Prise Salz darüber und dann wird es mit etwas Schwarzbrot aufgestippt. Wer es lieber süß mag, für den habe ich einen Tipp aus der Ölmühle im Spreewald. Streue etwas Zucker darüber und stippe es mit Weißbrot auf. Das klingt vielleicht komisch, ist aber super lecker.

Leinöl stärkt das Immunsystem, was ja für uns nach all den Behandlungen sehr wichtig ist. Es kümmert sich um unsere Stimmungsschwankungen und Depressionen und baut unsere Zellen wieder auf. Na, habe ich zu viel versprochen? Ein Esslöffel Leinöl pro Tag deckt den gesamten Bedarf an Omega-3-Fettsäuren. Wenn du den Ölgeschmack absolut nicht magst, kannst du auch geschroteten Leinsamen kaufen. Etwas davon morgens ins Müsli und der Tag kann beginnen.

Zum Schluss noch ein paar Zahlen:

Anteil der Omega-3-Fettsäuren

Leinöl 49%, Hanföl 20%, Rapsöl 10%, Olivenöl 1%, Sonnenblumenöl 0,5% und Distelöl auch 0,5%.

Johanna Budwig wurde 1979 sieben Mal für den Nobelpreis nominiert. Sie starb 2003 mit 95 Jahren an einem Oberschenkelhalsbruch.

Hier ist noch eine letzte Tabelle zu den Omega-3-Fettsäuren. Wir finden sie auch in verschiedenen Fischen:

Omega-3-Fettsäure-Anteil je 100 Gramm:

Anchowis, auch Sprotte genannt: 4,3 g, Makrele 2,1 g, Hering 1,9 g, Tunfisch 1,6 g, Heilbutt 0,9 g.

Obst und Gemüse

Wir alle essen zu wenig Obst und Gemüse. Dabei enthalten sie sehr viele wertvolle Vitamine und sind aus unserer Ernährung nicht mehr wegzudenken. Früher sagten wir immer: „Ein Apfel am Tag ersetzt den Doktor".

Aber irgendwie verlieren wir das immer wieder aus den Augen.

Nun haben sich sogar höhere Institutionen mit dem Thema gesunde Ernährung und ihrem Einfluss auf die Gesundheit befasst. So starteten das Bundesministerium für Gesundheit sowie das Bundesministerium für Ernährung, Landwirtschaft und Verbraucherschutz in Zusammenarbeit mit einzelnen Krankenkassen, Ernährungswissenschaftlern der Deutschen Gesellschaft für Ernährung und der Deutschen Krebsgesellschaft eine Kampagne, die „Fünf am Tag" heißt. Wenn sich so viele wichtige Institutionen dafür zusammentun, dann muss doch was dran sein an der Sache. Der Kern der Kampagne ist ganz einfach. Fünf am Tag bedeutet, dass man täglich fünf Mahlzeiten Obst und Gemüse zu sich nehmen sollte. Wieviel eine Mahlzeit ist, werde ich gleich erklären. Durch den täglichen Verzehr von frischem Obst und Gemüse führen wir unserem Körper alle lebenswichtigen Substanzen zu, die er benötigt um fit und gesund zu bleiben. Obst und Gemüse enthalten sogenannte „sekundäre Pflanzenstoffe", sie schmecken, machen satt und sind gut für die „schlanke Linie".

Wenn wir an Obst und Gemüse denken, verbinden wir das meist mit mühsamer Schnippelei von Salaten oder Apfelstückchen. Das geht aber auch einfacher. Beschäftigen wir uns einmal etwas genauer damit.

Wie viel ist denn so eine Portion Obst oder Gemüse eigentlich?

Eine Portion Gemüse kann ein kleiner Kohlrabi, eine Paprikaschote oder eine große Tomate sein, zwei Hände voll Salat, ein Glas Tomatensaft oder eine klein geschnittene Möhre.

Eine Portion Obst ist zum Beispiel ein Apfel, eine Banane oder eine Orange. Es kann auch ein Pfirsich sein. Eine Portion Obst sind zwei Hände voll Erdbeeren, Himbeeren oder Trauben.

Auch Tiefkühlobst ist als vollwertig anerkannt.

Wenn du noch mehr über diese Kampagne wissen möchtest, dann kannst du dich im Internet darüber informieren.

Hier ist die Adresse: www.5amtag.de

Zum Abschluss noch ein schöner Satz:

„Der regelmäßige Verzehr von Obst und Gemüse ist nichts anderes, als eine völlig nebenwirkungsfreie, jedoch absolut wirkungsvolle Chemotherapie.“ [2]

---

[2] „Krebszellen mögen keine Himbeeren“, Prof. Dr. med. R. Béliveau und Dr. med. D. Gingras.

Beeren

Beeren schmecken nicht nur gut, sie sind auch sehr gesund. Himbeeren und Erdbeeren enthalten große Mengen des krebshemmenden Inhaltsstoffes Ellagsäure. Diese Säure ist der größte Krebshemmer überhaupt. Ellagsäure ist ein ganz besonderes Polyphenol, das wir sonst nur noch in Hasel- und Pekannüssen finden An zweiter Stelle stehen dann unsere kleinen blauen Freunde aus dem Wald, die Blaubeeren. Auch getrocknete Cranberrys sind sehr hochwertig, da beide hohe antioxidative Wirkung haben. Dabei ist es egal, ob die Beeren frisch oder gefroren verwendet werden.

Kohl – Brokkoli und Rosenkohl, das Beste überhaupt

Kohl, dieses alltägliche und dennoch sehr gesunde Gemüse gehört zu der Gruppe der Kreuzblütler und ist eins der wertvollsten Gemüse, die wir haben, wenn wir uns vor Krebs schützen möchten. An erster Stelle stehen Brokkoli und Rosenkohl, gefolgt von Blumenkohl, Rot-, Grün- und Weißkohl sowie auch alle Kopfkohlarten.

Kohl ist besonders für Frauen mit Brustkrebs wichtig. Die verschiedenen Kohlsorten haben gleich nach Obst und Gemüse die größte Vielfalt an phytotechnischen Wirkstoffen und die wiederum haben krebshemmende Eigenschaften. Die besonderen Inhaltsstoffe verhindern Zellschädigungen und somit u.a. das Entstehen von Krebszellen. Untersuchungen zeigen, dass das Brustkrebsrisiko bei asiatischen Frauen, die sehr viel Kohl und Soja essen, um ein Vielfaches geringer ist als bei uns.

In Schweden wurde eine Studie durchgeführt, an der 5.000 Frauen teilnahmen. 40 % der Frauen, die eine bis zwei Portionen Kreuzblütler am Tag zu sich nahmen, hatten seltener Brustkrebs. Also ran an den Speck, nein natürlich an den Kohl.

Ein Gläschen Rotwein in Ehren und schwarze Schokolade

Gegen **ein Gläschen Rotwein** ist nichts einzuwenden. Im Gegenteil. Ab und zu ist Rotwein sogar gut gegen Krebs. Er enthält Polyphenole, das berühmte Resveratrol. Das Polyphenol befindet sich hauptsächlich in der Schale und im Kern der Frucht. Es wird bei der Herstellung von Rotwein mit vergoren. Das ist beim Weißwein anders, hier werden Kern und Schale entfernt. Resveratrol wirkt auf eine gesunde Zelle so, dass sich die Entwicklung von Krebs verlangsamt. Allerdings steigt das Krebsrisiko mit vermehrtem Alkoholkonsum wieder. Dennoch, ab und zu ein Gläschen in Ehren kann niemand verwehren.

Dunkle Schokolade mit einem Kakaoanteil von über 70% enthält Antioxidantien, unter anderem auch Polyphenole. Sogar noch mehr als Rotwein. Ein Stück Schokolade hat doppelt so viele Polyphenole wie ein Glas Rotwein.

Knoblauch und Zwiebeln

Knoblauch und Zwiebeln hemmen die Entwicklung von Krebs und vermindern das Wachstum einer Krebszelle.

Das waren nur einige, aber sehr wertvolle Nahrungsmittel, die unser Immunsystem stärken. Obst und Gemüse allgemein sollten natürlich auf keinem Speisezettel fehlen. Auch frische Gewürze wie Petersilie oder Dill enthalten wertvolle Vitamine. Wir Brustkrebspatientinnen sollen auch nicht übermäßig viel Fleisch und Wurst essen. Das ist ungesund und außerdem sind hier unter anderem viele Kalorien versteckt, die sich dann später in unserem Gewicht widerspiegeln. Übergewicht und eine Übersäuerung des Körpers machen wieder krank. Auch Fastfood wie Currywurst, Pommes, Burger & Co sollten eher die Ausnahme sein. Zwei Liter Wasser, Fruchtsaftschorle oder Tee tun dem Körper gut. Wenn wir verantwortungsbewusst mit unserem Körper umgehen, dann wird er es uns danken.

Ein Wort zu Krebsdiäten

Nachdem ich mich zu Krebsdiäten belesen und erkundigt hatte, muss ich abschließend sagen, dass ich keine positiven Aussagen zu dem Thema erhalten habe. Im Gegenteil, viele Ärzte warnen davor, weil sie mehr körperliche Probleme als Nutzen bringen. Einige sind so einseitig, dass man über vierzig Tage nur Saft und Tee trinken darf. Das hält ja schon kaum ein Gesunder geschweige denn ein Kranker aus. Biologische Vollwertkost, ein ausgeglichener Säure-Basen-Haushalt und Vitamine, Spurenelemente, gute Öle, einfach eine gesunde, ausgewogene Ernährung, das sind die besseren Gesunderhalter. Es gibt auch keine Studien, die aussagen, dass Krebsdiäten zu empfehlen sind.

Nahrungsergänzungsmittel – wie gut sind sie wirklich?

Auch wenn wir bemüht sind, uns abwechslungsreich und ausgewogen zu ernähren, reichen die darin enthaltenen Vitamine, Spurenelemente und Mineralien oft nicht mehr aus, um den gesamten Bedarf zu decken. Wir brauchen sie aber, um die freien Radikale in unserem Körper, die ursächlich für Krankheiten sind, unter Kontrolle zu halten. Dieses Defizit können wir mit Nahrungsergänzungsmitteln ausgleichen. Nun stellt sich die Frage, welche Nahrungsergänzungsmittel sind die richtigen für mich, denn es gibt tausende von Sorten. Die Meinungen der Ärzte und Ernährungsexperten zu dem Thema gehen auseinander, so dass ich keine einheitliche Meinung oder Empfehlung bekommen konnte. Aber, ich habe ja unsere Ernährungsberaterin, die werde ich jetzt einmal zu dem Thema befragen: „Liebe Frau Spellerberg, was können Sie uns zum Thema Nahrungsergänzungsmittel sagen?"

„Generell lässt sich erst einmal sagen, je natürlicher ein Nahrungsergänzungsmittel hergestellt wurde, umso besser ist es. Das heißt, zur Revitalisierung sollten keine synthetischen Vitaminprodukte eingenommen werden, da diese den Anteil an Freien Radikalen im Körper erhöhen. Die wichtigsten drei Kriterien zur Auswahl einer geeigneten Nahrungsergänzung sind: Vielfalt der Inhaltsstoffe, Natürlichkeit und Wissenschaft. Leider gibt es nur zu wenigen Nahrungsergänzungsmitteln Studien. Einige Informationen über internationale Studien und die empfohlene Dosis der einzelnen Nahrungsergänzungsmittel bekommt man bei der Deutschen Gesellschaft für Ernährung. Sehr aussagekräftig ist die ENA – die Europäische Nutraceutical Association. ENA ist eine Vereinigung von Wissenschaftlern, die ausschließlich mit wertvollen Nährstoffen arbeiten. Die Ernährung ist nur aus Stoffen zusammengesetzt, die der Körper wirklich braucht. Hierzu gibt es zahlreiche unabhängige wissenschaftliche, klinische und nicht klinische Studien. Ich selbst beziehe viele meiner Informationen auch von dort."

„Vielen Dank!", liebe Frau Spellerberg.

Nun bin ich etwas schlauer, aber welches Produkt soll ich denn nun aus diesem Wust von Angeboten nehmen? Hierzu möchte ich noch einmal unsere Ernährungsberaterin befragen: „Frau Spellerberg, welches Nahrungsergänzungsmittel würden Sie uns Krebspatientinnen empfehlen?"

„Juice Plus + ist ein sehr gutes Produkt, denn es enthält sehr viel Obst, Gemüse und auch Beeren in naturbelassener Form. Ich nehme es selbst schon seit Jahren. Dieses Produkt wurde in vielen verschiedenen und auch sehr hochkarätigen wissenschaftlichen Studien zu den verschiedensten Themen wie zum Beispiel Krebs, Diabetes, Schwangerschaft … getestet. **Juice Plus + zählt laut ENA zu den weltweit am besten wissenschaftlich dokumentierten Nahrungsergänzungsmitteln."**

Vielen Dank, liebe Frau Spellerberg. Nun wissen wir Bescheid.

Zink und Selen in jedem Fall

Zink und Selen sind wichtige Spurenelemente für unseren Körper.

Selen

Selen hat eine antikarzogene Wirkung. Man nennt es auch das „Beschützer-Spurenelement“. Selen schützt die Zellen vor schädigenden Belastungen, vor giftigen Stoffen und es stärkt das Immunsystem. Es schützt den Körper vor Freien Radikalen und beugt gleichzeitig dem Alterungsprozess vor. So kann es der Entstehung von Krankheiten entgegenwirken. Es wird auch eingesetzt, um den Körper von Schwermetallen wie Blei, Cadmium und Quecksilber zu entgiften. So eine Belastung entsteht auch beim Rauchen. Selen ist weiterhin gut, wenn Augen-, Leber- oder Herzerkrankungen vorliegen. Es hilft auch bei Depressionen, sollte aber als isoliertes Produkt nur kurzphasig, therapeutisch eingenommen werden, da es sonst toxisch wirken kann. Das heißt, es wirkt giftig.

Selen kann nicht durch den Körper produziert werden und muss deshalb über die Nahrung aufgenommen werden. Es ist vor allem in Kartoffeln, Eigelb, Hühnerfleisch, Rotbarsch und Forelle, in Paranüssen und Sonnenblumenkernen sowie Kalb- und Schweinefleisch enthalten. Bei einer ausgewogenen Ernährung reicht es, wenn man dem Körper 20-30 mg täglich zusätzlich zuführt. Man kann Selen auch überdosieren, dann wirkt es eher schädlich. Daher ist eine

Einnahme von über 50 mg mit dem Arzt abzustimmen und auch verschreibungspflichtig.

Zink

Zink ist ebenfalls wichtig zur Entgiftung des Körpers. Es ist vor allem enthalten in Fleisch, Fisch, Vollkornbrot und in Hülsenfrüchten. Der Tagesbedarf liegt bei 10 mg und wird in der Regel durch die tägliche Ernährung abgedeckt. Besonders viel Zink ist in Leber, Roggenmehl, Haferflocken, Paranüssen, Sonnenblumenkernen und in Käse (z.B. Gouda) enthalten.

Nun sind wir am Ende unseres Ernährungsteils angekommen. Ich möchte mich recht herzlich bei Frau Spellerberg für Ihre Mitarbeit bedanken. Falls du noch weitere Fragen zum Thema Ernährung hast, kannst du dich gern bei Frau Spellerberg informieren.

Hier ist ihre Internetadresse: www.veraspellerberg.de

Du hast es geschafft, pass gut auf dich auf!

Nachdem nun alle Behandlungen soweit abgeschlossen sind, hast du einen weiten Weg hinter dir. Du hast Höhen erlebt und auch Tiefen. Aber, du hast es geschafft! Was bleibt, ist die Frage: „Was kann ich tun, damit ich gesund bleibe?“ Du kannst einiges tun. Im Folgenden stelle ich dir das Rad des Lebens vor.

Es untergliedert, ähnlich wie bei einer Torte, unser Leben in einzelne „Tortenstücke". Jedes Tortenstück ist ein wichtiger Bereich in deinem Leben. Es führt dir gut sichtbar deine derzeitige oder auch deine einstige Lebenssituation vor Augen. Es ist wichtig und sehr aufschlussreich, sich einmal etwas näher damit auseinanderzusetzen, wie viel Zeit wir aufwenden, um bestimmte Dinge zu tun. Es ist gut, sich einmal etwas näher mit dieser Thematik zu beschäftigen, denn einen gewissen Anteil an unserer Krankheit haben mit Sicherheit unsere alten Gewohnheiten und Muster. Sie gilt es zu „enttarnen" und eventuell umzustellen. Es ist wichtig, bevor der ganz normale Arbeitsalltag auf dich einströmt, in einer ruhigen Minute einmal in dich zu gehen und dich zu fragen: „Lebe ich so, wie ich es möchte? Lebe ich so, dass ich dabei gesund bleiben kann?". Manchmal sind es Kleinigkeiten, die, wenn man sie verändert, eine große Wirkung haben. Ich möchte in dem folgenden Kapitel noch einmal etwas genauer auf das Thema eingehen.

Das Rad des Lebens

Was bedeutet das Rad des Lebens?

Einfach ausgedrückt zeigt uns das Rad des Lebens, wie viel Zeit unseres Lebens wir für welche Dinge „ausgeben".

Das Rad des Lebens gibt Aufschluss darüber, wie unser Leben verläuft. In der Hektik des Alltags denken wir über verschiedene Dinge nicht näher nach. Das sind mitunter

Dinge, die uns sehr wichtig sind, aber wir übersehen sie immer wieder, weil wir keine Zeit haben. Ich mache einmal ein Beispiel: Du gehst gern ins Kino, ins Theater oder was auch immer. Aber irgendwie fehlt dazu immer die Zeit. Es vergehen Tage, Wochen und Monate. Irgendwann liegt der letzte Kinobesuch Jahre zurück. Doch er würde dich glücklich machen und auch ein wenig aus dem Alltag herausholen. Wir tun Dinge nicht, weil der Alltag die ganze Zeit auffrisst. Immer ist etwas anderes wichtiger. Socken stopfen, Wäsche bügeln, einkaufen, putzen, soll ich weiter machen? Ich glaube, du hast verstanden, was ich sagen will. Durch das Rad des Lebens wird einem wieder einiges klarer.

Wie wird es nun gemacht?

Wir zeichnen einen Kreis und teilen ihn dann, wie ein Stück Torte, in acht gleich große Stücke. Jedes Stückchen Torte ist ein wichtiger Teil unseres Lebens. Überlege dir die acht wichtigsten Eckpfeiler deines Lebens. Das können zum Beispiel Freunde, Familie, Gesundheit, Kreativität, künstlerische Ader, Kultur, Freizeit, Glück, Arbeit, Intuition und Bauchgefühl oder was auch immer sein.

Wenn deine Bauchtanzgruppe gut und wichtig für dich ist, dann gehört sie auch dort rein, und auch, wenn du nur für deine Kariere lebst. Dann machst du zwei Tortenstücke mit der Bezeichnung: Job. Egal.

Finde acht Tortenstückchen. Trage jeweils einen Eckpfeiler auf ein Tortenstück ein. Nun wollen wir noch wissen, wie viel Raum und Platz zur Zeit in deinem Leben für diesen wichtigen Eckpfeiler ist.

Dafür unterteilst du deine Torte noch einmal und zeichnest zehn gleich große Jahresringe ein. 1. Ring = 10% davon zurzeit erfüllt, 2. Ring = 20% erfüllt und so weiter. 10. Ring = 100%, das heißt, es ist so, wie du es gern hättest.

Bleiben wir einmal bei dem Beispiel Kultur. Dir ist Kultur, Theater, Kino usw. wichtig. Eigentlich würdest du gern jede Woche eine kulturelle Veranstaltung besuchen. Würdest. Die Realität sieht anders aus. Es ist so, dass deine letzte Aktion schon ziemlich lange zurückliegt, dann bis du von den 100% weit entfernt. Dann würdest du 20% oder maximal 30% eintragen.

So kannst du es nach und nach mit allen Tortenstückchen machen, bis dein Rad des Lebens ausgefüllt ist. Wenn alle Striche so bei 80% oder 90% liegen, ist dein Rad des Lebens gut ausgewuchtet und es rollt ganz prima durch die Welt.

Die Realität wird aber anders aussehen. Dein Rad des Lebens wird höchstwahrscheinlich ganz schön holpern. Im Anschluss zeichne ich dir einmal mein Rad des Lebens auf, wie es noch vor einiger Zeit war. So kannst du vergleichen.

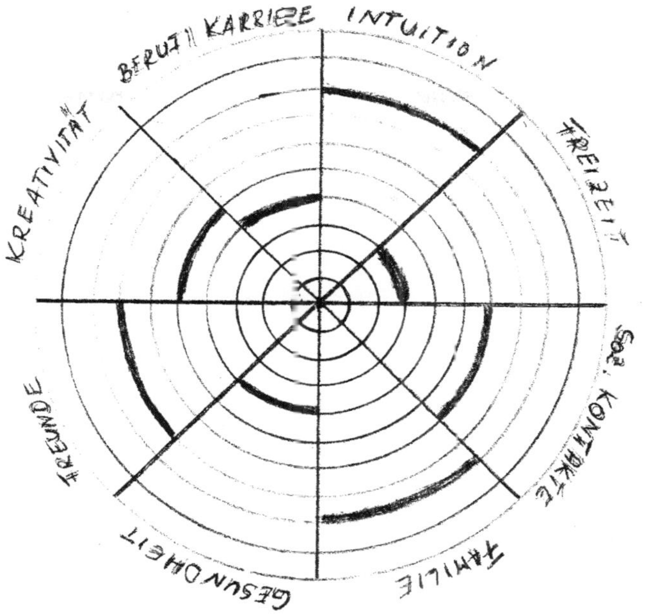

Rad des Lebens

Nun kannst du ableiten, wo dein Leben anders verläuft, als du es eigentlich gerne hättest. Vielleicht nimmt der Job den größten Teil deines Lebens ein und du hast deshalb gar keine Zeit, dich um deine Freunde und andere soziale Beziehungen, die für dich wichtig sind, zu kümmern. Oder deine Kreativität bleibt auf der Strecke.

Aber all diese Eckpfeiler sind wichtig für dein Leben, für deine Gesundheit. Wir sind soziale Wesen und darum ist es wichtig für uns, für unser Wohlbefinden und unsere Gesundheit, soziale Kontakte zu pflegen.

Freundschaften sind wichtig. Sie helfen uns in schwierigen Zeiten, aber Freundschaften brauchen auch Zeit. Man muss sie pflegen, sonst zerbrechen sie irgendwann.

Vielleicht kannst du deine Kreativität nicht ausleben. Du kannst toll singen, tanzen, zeichnen, dichten oder sonst irgendetwas und du hast keine Zeit dazu. Künstlerisches Arbeiten macht dir Spaß. Außerdem verschafft es positive Nerven- und Sinnesreize für deinen Körper und ist gut für Geist und Seele.

So lässt sich die Aufzählung beliebig fortsetzen. Nur ein Zusammenspiel und ein ausgewogenes Verhältnis der Dinge, die für uns wichtig sind, die uns ausfüllen und glücklich machen, schaffen uns ein gesundes und harmonisches Leben.

Dies wiederum schafft uns eine bessere Lebensqualität allgemein und lässt uns die erlebte Zeit mit der Krebserkrankung, der darauffolgenden Operation und auch den Folgebehandlungen besser verkraften. Wir sind optimistischer, können all unsere Schmerzen und Ängste vergessen und sehen nach vorne. Auf ein Leben ohne Krankheit. Das baut uns auf und stärkt unser Immunsystem.

Stress und die Macht der Gefühle

Ich habe mich oft in meiner Krankenlaufbahn gefragt, was ist das Typische an uns Krebspatienten? Oft fand ich bei anderen Frauen gleiche oder ähnliche Verhaltensmuster.

Mal mehr, mal weniger. Gibt es eine ganz spezielle Brustkrebspersönlichkeit? Ich fand in einem Buch über Misteltherapie von Richard Wagner ein paar sehr interessante Gedanken. Auch er hat bei vielen Krebspatienten beobachtet, dass Persönlichkeit und Verhalten einen sogenannten Distress (negativer Stress) bei den Patienten verursachten. Distress ist im Gegensatz zum positiven Eustress belastend und macht uns krank. Er drückt uns auf's Gemüt, blockiert uns und raubt uns unsere Kräfte.

Die Krebspatienten waren chronisch überlastet und standen ständig unter Druck. Dies resultierte, abgesehen von anderen äußeren Umständen, aus ihrer ganz eigenen Persönlichkeitsstruktur. Diese Menschen waren oft harmoniebedürftig, zu sehr angepasst, manche unterwürfig, abhängig von anderen, zu nachgiebig, wenn es um ihre eigenen Interessen ging. Dadurch, dass sie sich viel zu wenig um sich selbst gekümmert hatten, sondern eher darum, dass es ihrem Umfeld gut ging, standen sie ständig unter Volldampf. Sie wollten möglichst nirgends anecken, nicht „nein" sagen oder hatten Angst davor, die Liebe oder Anerkennung der anderen zu verlieren (was immer in diesem Fall Liebe wirklich war).

Sie verloren ihre eigenen Lebensaufgaben, Lebensinhalte und Ziele aus den Augen. Sie lebten weniger ihr eigenes Leben und funktionierten dabei ganz wunderbar, nur, und hier fängt das Krankmachende an, sie überlasteten sich ständig, um es allen recht zu machen. Was passiert, wenn wir ständig um Harmonie bemüht sind? Wir gehen Kompromisse ein, die zu unseren Lasten gehen. Was passiert, wenn wir allen Ärger, alle Wut und auch alle Ängste ignorieren und herunterschlucken? Es entsteht eine schöne heile Welt nach außen und in unserem Innersten kocht ein Vulkan, der sich, da er sich nach außen nicht entladen kann, dann, da er hoch explosiv ist, gegen uns selbst im Inneren richtet. Wir explodieren nicht, wir implodieren. Zwar nehmen wir unsere inneren negativen Stimmungen wahr, aber sie dürfen nicht sein, denn sie passen nicht in das rosarote Bild der Harmonie. Diese negativen Kräfte haben eine ungeheure zerstörerische Kraft. Und sie zerstören uns innerlich. Oft haben Frauen mit Brustkrebs Schwierigkeiten, ihre Gefühle unzensiert nach außen zu lassen. Sie können andere nicht verletzen, das könnten sie nicht ertragen, darum verletzen sie sich lieber selbst. Besser wäre es, sie würden mal ordentlich losbrüllen und sich Luft machen. Das würde ihnen erstens mehr Respekt einbringen und es wäre mit Sicherheit auch befreiend. Aber sie tun es nicht.

Ich glaube, hier liegt der Schlüssel des Ganzen. Und auch die Chance. Da wir wissen, was uns krank macht bzw. unsere Krankheit fördert, haben wir die Möglichkeit, unsere Prognose für eine lange Überlebenszeit zu beeinflussen. Wir müssen uns und unsere Gewohnheiten sowie alte schädliche Denk- und Verhaltensmuster aufspüren und verändern. Dann werden wir wieder eins mit uns selbst, wir werden authentischer und unser Selbstwertgefühl wächst, was es uns gestattet, ohne Angst vor unangenehmen Folgen unsere Meinung zu sagen und auch Konflikte anzusprechen. Dies wiederum führt zu einer Entspannung im Inneren. Der Schnellkochtopf kann Dampf ablassen und die Spannungen, die unseren Körper schädigen, lassen nach oder verschwinden. Der innere Stress ebbt ab und die ganze schädliche Spirale entwickelt sich wieder rückwärts. Wir gesunden bzw. bleiben gesund, denn wir sind wieder in Kontakt mit uns selbst. Nur so können wir unsere Selbstheilungskräfte wieder aktivieren. Es ist medizinisch anerkannt, dass unser Nervensystem, unsere Psyche mit unserem Immunsystem in engem Kontakt steht. Das Nervensystem schickt Botenstoffe an unser Immunsystem. Unterdrücken wir unsere Gefühle, verschlechtern sich unsere immunologischen Werte. Das ist messbar. Gefühle unterdrücken bedeutet Fortschreiten der Tumorerkrankung. Also raus damit.

Verändern wir unsere Gefühle, verschwindet unser innerer Stress, übrigens einer unserer schlimmsten Energieräuber, und die Organe können sich wieder entspannen. Das wiederum hat einen sehr positiven Einfluss auf unser Immunsystem, was ja die Polizei in unserem Körper ist. Unsere Selbstheilungskräfte können wirken. Der Tumor schrumpft, denn er verliert seine Basis. Wir beginnen, uns selbst zu heilen. Wie gesagt, das, was ich gerade beschrieben habe, ist eine Theorie, die als ein großes Puzzleteilchen zu einem Ganzen gehört. Aber auf diese Puzzleteilchen können wir aktiven Einfluss nehmen. Zur Krankheit gehören auch genetische Anlagen, auf die wir keinen Einfluss haben. Außer, wir gehen einmal mehr zur Vorsorge, um eine Krankheit rechtzeitig zu erkennen. Mehr können wir dagegen nicht tun. Aber ich bin zutiefst der Überzeugung, dass wir alle Mittel, die uns zur Verfügung stehen, nutzen sollten.

Energiequellen/Energieräuber

Damit unser Körper gesund und leistungsfähig bleiben kann, braucht er Energie. Diese Energie bezieht er aus den verschiedensten Quellen. Eine Energiequelle ist Nahrung. Gesunde vitaminreiche Kost, gute Öle, Mineralien und Spurenelemente versorgen den Körper mit guter Energie. Im Gegensatz dazu kann fette, nährstoffarme Kost eher belastend auf den Organismus wirken. Wir kennen das, wenn wir zu viel und zu schwere Mahlzeiten zu uns genommen haben, dann fühlen wir uns schlapp und kraftlos.

Meditation und Entspannungsübungen dagegen sind reine Energiequellen. Auch ein schöner Spaziergang kann uns auftanken. Angst, Sorgen, Probleme hingegen rauben uns Kraft, sie können manchmal sogar eine lähmende Wirkung auf uns ausüben und Energieblockaden schaffen. Negative Emotionen sind große Energieräuber. Das können negative Gedanken sein, aber auch andere seelische Belastungen wie Probleme mit dem Ehepartner, den Kindern oder am Arbeitsplatz oder auch Todesfälle im engsten Familien- und Freundeskreis und andere schwere Schicksalsschläge. Sie alle schwächen das Immunsystem. Negative Stimmungen wie unausgesprochene Wut und Traurigkeit, Selbstzweifel, unterdrückte Aggressionen oder Neid können im schlimmsten Fall selbstzerstörerische Energie freisetzen.

Freude, schöne Momente, liebevolle Begegnungen, Zufriedenheit, Selbstliebe und Anerkennung hingegen sind Balsam für die Seele und wahre Energiespender. Sie lassen uns aufleben, machen uns glücklich und geben uns Kraft, Wärme und Zuversicht. Hier können wir unser Energiedepot so richtig auftanken. Manchmal reicht schon der Gedanke an ein schönes Erlebnis und wir schöpfen Kraft. Es ist wie bei dem Rad des Lebens. Sind wir in Balance, sind unser Körper, unser Geist und unsere Seele in Verbindung. Wenn wir so mit uns selbst im Kontakt sind, können wir die Signale unseres Körpers besser wahrnehmen. Wir werden spüren, welche Menschen uns gut tun und welche uns unsere Energie rauben. Wir wissen dann auch, wann wir einmal eine Pause machen müssen und wann nicht und wir spüren, welche Lebensmittel uns Energie geben. Wenn es dir schwer fallen sollte, dazwischen zu unterscheiden, kannst du eine ganz einfache Übung machen.

Zeichne eine wunderschöne Blume. In der Mitte stehst du. Um dich herum gibt es viele bunte Blätter. Jedes Blatt steht für einen Menschen oder eine Sache, die dir gut tut. Diese Sachen und Menschen möchtest du in deinem Leben behalten, denn sie geben dir Energie, sie gehören zu deinem Leben dazu. An deinem Stängel wächst noch eine zweite Blüte. Eher ein Wildwuchs. Du befindest dich wieder in der Mitte und um dich herum zeichnest du die Dinge und Menschen ein, die nicht gut für dich sind und die dir deine Energie rauben. Noch sind sie ein Teil deiner Pflanze, denn sie gehörten bis jetzt zu deinem Leben dazu. Sie ernähren sich von deinen Wurzeln und sie belasten deinen Stamm. Nun nimmst du eine Schere oder eine Säge und schneidest oder sägst diesen Teil, der dich nur belastet, ab. Sei ehrlich mit dir selbst und befreie dich von dieser Last, von der negativen Energie, die dich ausbrennt. Säge sie ab und entlasse sie in Liebe. Lass allen Groll und alle Wut verfliegen. Bleibe bei dir selbst und freue dich über deine Reinigung. Nutze deine Energie von jetzt an in erster Linie für dich selbst, für deine Gesundheit.

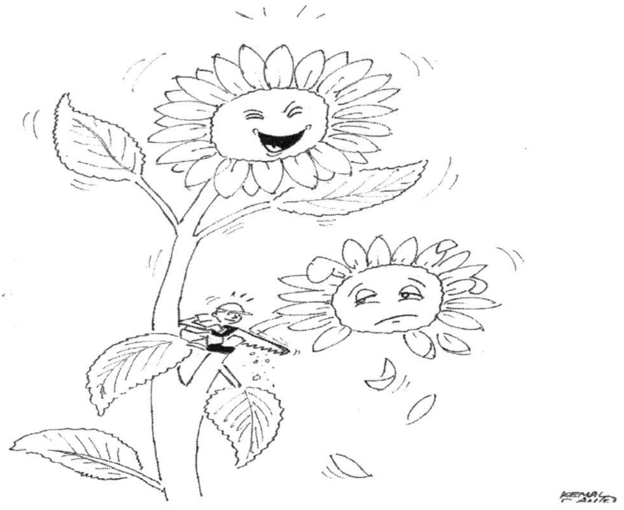

Blume

Wenn ich erkenne, dass es wichtig ist, gut mit mir selbst umzugehen, meine eigenen Belange für wichtig zu erklären und liebevoll mein eigenes Leben zu leben, dann komme ich mehr und mehr in Balance und kann mein Glück und meine Lebensfreude mit anderen teilen.

Was, wenn ich es aus eigener Kraft nicht schaffe?

Wenn du dich nun etwas eingehender mit der Thematik Krebs beschäftigt hast und deine Schwachstellen und Krankheitsrisiken erkannt hast, wirst du vielleicht sagen: „Ich weiß das alles, aber wie komme ich nun raus, aus dem Kreislauf? Alleine schaffe ich das nicht!“

Dann ist es vielleicht besser, du suchst dir professionelle Hilfe. Manchmal ist der Partner überfordert mit der Krankheit, die Freunde wissen nicht, wie sie mit der Situation umgehen sollen, die Kinder willst du nicht belasten. Du steckst in deinen eigenen Denkmustern und die Probleme wiederholen sich auf die eine oder andere Art und Weise. Du willst etwas verändern, weißt aber nicht wie. Wenn du wirklich richtig „reinemachen“ willst in deinem inneren Keller, brauchst du manchmal Hilfe von außen. Dann such dir professionelle Hilfe. Es gibt viele Institutionen, wo du Hilfe finden kannst. Eine Anlaufstelle wäre die Berliner Krebsgesellschaft e.V. Hier gibt es spezielle Informations- und Beratungsstellen für Krebspatienten und deren Angehörige. Hier kannst du dich informieren oder Kontakt aufnehmen:

Berliner Krebsgesellschaft e.V.

Psychosoziale Krebsberatungsstelle für Berlin, Robert-Koch-Platz 7, 10115 Berlin-Mitte, Tel.: 030/283 2400,
info@berliner-krebsgesellschaft.de
www.berliner-krebsgesellschaft.de

Sitz im Bundesgebiet

Arbeitsgemeinschaft Psychoonkologie (PSO) der Deutschen Krebsgesellschaft e.V.

Geschäftsstelle: Klinik für Tumorbiologie an der Universität Freiburg, Breisacher Str. 117, 79106 Freiburg i. B., Tel.: 0761/2062218, *burmeister@tumorbio.uni-freiburg.de*, *www.pso-ag.de*

Es gibt viele Selbsthilfegruppen für brustoperierte Frauen. Hier kannst du dich mit anderen betroffenen Frauen austauschen. Geteiltes Leid ist halbes Leid.

Es gibt auch Situationen in denen du dich einfach überfordert fühlst. Du bist verletzt durch die Krankheit, hast vielleicht niemanden, an den du dich einmal anlehnen kannst oder willst die Anderen mit deinen Problemen nicht belasten. Vielleicht bist du alleinerziehend und diejenige, die sich um alles kümmern muss. Dann ist es gut, wenn du Menschen findest, die dich verstehen, die dir Halt geben, den du gerade jetzt so dringend brauchst und die dir beibringen können, wie du dein Leben „gesünder" leben kannst.

Hierfür gibt es geschulte Ärzte, die dich aus der Spirale von Funktionieren und nicht mehr Können befreien. Es gibt ein Institut für Psychosomatische Gesundheit (IPG) in Berlin. Hier bist du nicht die erste und auch nicht die einzige Brustkrebspatientin. Die Adresse schreibe ich dir am Ende dieses Kapitels auf. Hier findest du psychologische Unterstützung bei der Krankheitsbewältigung. Das ist sehr wichtig für deine Zukunft. Die Ärzte sind spezialisiert auf Stressregulation und Konfliktbewältigung. Sie werden dir neue

Wege zeigen. Hier kannst du deinen kleinen Rucksack, den du Tag für Tag mit dir herumschleppst, ein wenig auspacken. Die Therapeuten werden dir Wege aufzeigen, wie du alte und schädliche Verhaltensmuster durch neue gesunde ersetzen kannst. Hier kannst du dir fachmännischen Rat holen und das wird deiner Seele gut tun, du wirst verstanden. Gemeinsam auf dem Weg in eine gesunde Zeit. Das Ganze geschieht durch Gespräche, meist in einer Gruppe, aber auch bei einer Musiktherapie, bei Entspannungsübungen oder Akkupunktur. Abgesehen von gut ausgebildeten Therapeuten findest du hier noch etwas anderes. Menschlichkeit. Was für ein Wort in unserer heutigen Leistungsgesellschaft.

Es gibt die Möglichkeit, in eine Tagesklinik zu gehen oder auch an verschiedenen Gesundheitsseminaren teilzunehmen. Damit du dir ein Bild machen kannst, schreibe ich dir einmal die Themen des letzten Gesundheitsseminars auf.

1. Belastungssituationen erkennen,

2. Stress-Symptome erleichtern,

3. Ganzheitlich Atem und Stimme entdecken,

4. Eigene kreative Ressourcen mit Musik und tänzerischer Bewegung in Fluss bringen und

5. Ganzheitliche Behandlungsmöglichkeiten der traditionellen chinesischen Medizin kennenlernen und anwenden.

Ziel dieses Kurses war es, persönliche Stressmuster frühzeitig wahrzunehmen und ihnen zu begegnen, die Bedürfnisse des Körpers besser zu verstehen, traditionelle chinesische Medizin durch Akkupunktur, die dir einen Zugang zu deinem Inneren verschafft, zu nutzen. Körperarbeit und Achtsamkeitsübungen mit Hilfe von Musik sind ein Mittel, um sich selbst wieder besser spüren zu können. Also, wenn du dich jetzt angesprochen fühlst, dann ist das genau das Richtige für dich.

Du kannst dich zum IPG informieren unter:

info@ipg-gesundheit.de oder per Telefon: 030/311620470. Anschrift: Institut für psychosomatische Gesundheit, Badensche Str. 18, 10715 Berlin

Herr Dr. Hoppe ist Leiter der Klinik.

Wenn du das Gefühl hast, du brauchst noch Zeit für dich, dann gib sie dir, um wieder richtig stabil zu werden. Du hattest nicht nur einen Husten. Wenn du erst wieder im Hamsterrad steckst, ist es schwerer auszusteigen.

Entspannungstechniken – Balsam für die Seele

Nachdem nun alle Behandlungen abgeschlossen sind, können wir langsam wieder ins „normale Leben" zurückkehren. Aus medizinischer Sicht sind wir erst einmal geheilt, wenn man von den fünf Jahren erhöhtes Rückfallrisiko absieht. Eine Ärztin sagte mir: „Er ist noch in Heilungsbewährung." Doch die letzten Wochen und Monate sind nicht spurlos an uns vorbeigegangen. Wir sind körperlich und seelisch immer noch erschöpft. Obwohl jede Frau mit der Situation auf ihre eigene Weise umgeht, ist das Bedürfnis nach Entspannung sehr groß. Wenn wir wieder in den normalen Alltag zurückkehren wollen, sind wir bald wieder den Zeichen unserer Zeit wie Druck, Stress und Hektik ausgesetzt. Das kostet Energie. Kleine Pausen, in denen wir unseren Akku wieder aufladen, haben einen großen Nutzen für unseren Körper. Es ist wichtig, dass wir mit uns im Kontakt bleiben, um zu spüren, wann wir uns überfordern. Nur so kann es uns gelingen, auf Dauer gesund zu bleiben.

Es gibt verschiedene Entspannungstechniken:

Progressive Muskelentspannung nach Jacobson

Die Methode der progressiven Muskelentspannung nach Jacobson kann man als Hörbuch kaufen. Sie wirkt Stress abbauend. Unter Anleitung muss man hier die einzelnen Muskeln wechselweise an- und dann wieder entspannen. Durch diesen vorher-nachher-Effekt nimmt man die darauffolgende Entspannung besser wahr.

Autogenes Training

Autogenes Training dient ebenfalls der Entspannung und ist eine Methode, ähnlich wie bei einer Meditation oder Hypnose, den eigenen Körper besser wahrzunehmen und zu entspannen. Es bedarf allerdings einiger Übung, bis das autogene Training effektiv klappt.

Tai Chi

Was ist Tai Chi? Tai Chi kommt aus dem Chinesischen. Chi bedeutet Lebenskraft oder Energie als Quelle alles Lebens. Im Tai Chi macht man fließende, harmonische Bewegungen ohne jede körperliche Anstrengung. Die Übungen bedingen einander wie Yin und Yang. Auf jede Bewegung folgt eine entgegengesetzte Bewegung wie zum Beispiel vor und zurück, hoch und herunter. Mit den Füßen steht man fest wie ein Baum und erdet sich dadurch gleichzeitig. Eine Übung fließt in die andere über. Die Wirbelsäule ist gerade, das Becken wird wahlweise nach oben oder nach vorn gebeugt. So steht die Wirbelsäule gerade auf dem Kreuzbein. Die Übungen sind manchmal gewöhnungsbedürftig, aber sie haben einen hohen Effekt. Vor allem für Frauen mit einer Antihormontherapie sind sie gut für die Knochen, da dadurch die Blutversorgung und der Stoffwechsel in den Knochen angeregt werden. Weiterhin werden alle Muskeln, Gelenke und auch die Bänder trainiert, was zu einer besseren Beweglichkeit führt.

Yoga

Yoga entstand vor 3.000 Jahren in Indien und ist eine Methode, um eine tiefe Entspannung, in der wir uns mit vollem Bewusstsein mit unserer eigenen Mitte, unserer Seele, verbinden. Dadurch kommt unser Körper zur Ruhe und unsere Energie wieder besser in Fluss.

Imagination

Durch die verschiedensten Therapieformen können wir unser seelisches Gleichgewicht wiederfinden und Stress abbauen. Durch die Tiefenentspannung beim autogenen Training, der Imagination und der progressiven Muskelentspannung verfallen wir in einen sogenannten Alphazustand. Die Atmung verlangsamt sich, der Herzschlag wird ruhig, der Geist kommt zur Ruhe und Gedankenspiralen verschwinden. Wir machen eine Reise zu uns selbst, zu unserer eigenen Mitte. Hier ist Frieden, Ruhe, Glück, hier sind wir ganz bei uns. Durch diese Reise können wir so tief entspannen, wie wir es auf bewusste Weise niemals erreichen würden. Dadurch lösen sich Energieblockaden auf, verspannte Muskeln lockern sich wieder und unsere inneren Organe regenerieren sich in diesem Ruhezustand. Die Entspannungstechniken wirken aber nicht nur auf körperlicher Ebene, sondern auch auf psychischer. Innere Anspannungen, Stress und Ängste verschwinden. Wir werden gelassener und können so besser mit Druck und Stressfaktoren umgehen. Viele Frauen waren ja schon vor der Krankheit stark belastet und erschöpft. Manche, die ich gesprochen habe, standen kurz vor einem Burn Out. Damit wir im normalen Alltag bestehen können, brauchen wir kleine Inseln, um nicht durch eine erneute permanente Überlastungssituation unser Immunsystem zu schwächen und dadurch eine erneute Erkrankung zu riskieren. Außerdem ist so eine Reise zum eigenen Mittelpunkt eine schöne Erfahrung und wie eine Stunde Urlaub in der Karibik. Es gibt geführte Meditationen, die dich in eine kleine Traumreise entführen. Du musst aber darauf achten, dass du die Stimme des Sprechers oder der Sprecherin magst und auch darauf, dass die Hintergrundmusik stimmt. Sonst nervt dich das Ganze nur und du hast statt Erholung Stress.

Eine meiner Lieblings-CDs ist von Johannes Lauterbach. Er hat sie selbst geschrieben und darin lässt er mich in einer kristallklaren Kugel durch die Welt fliegen, bis ich dann in einem schönen goldenen Fluss Energie tanken kann. Er hat Energiereisen selbst entwickelt und man kann sie als CD kaufen. Johannes Lauterbach ist Radiomoderator in Berlin und ein Profi in Meditation und Entspannungstechniken. Seine Internetadresse lautet: *info@lauterbachberlin.de, www.lauterbachberlin.de*

Tanztherapie

Auch die Tanztherapie hat bei der Krankheitsbewältigung ihre Berechtigung. Mir war nicht klar, was dieses „Rumgehopse“ mit Krebstherapie zu tun haben sollte, bis ich es selbst erlebte. Im Brustkrebsmagazin Mamma Mia fand ich eine schöne Definition, die ich wörtlich übernehmen möchte: „ … in der ambulanten Krebsnachsorge ist Tanztherapie ein geeignetes, wissenschaftlich fundiertes psychosoziales Verhalten, um Gefühle über den Körper zum Ausdruck zu bringen und sich selbst wieder näherzukommen.“

Sich selbst wieder näherkommen, nachdem unsere Weiblichkeit doch einige Kratzer in der vergangenen Zeit einstecken musste, ist eine ganz wunderbare Erfahrung.

Durch den Tanz kann man Glück, Freude, Leichtigkeit genauso wie Wut, Trauer und Angst auf einer körperlichen

Ebene ausdrücken. Es ist ganz erstaunlich, was da so an unbewussten Ressourcen in uns schlummert, die durch die Bewegung zutage gefördert werden.

Eine Tanztherapeutin ist speziell ausgebildet, um dann in späteren Gesprächen mit uns über die entstandenen Bilder, Gefühle und, was auch immer sich beim Tanzen zeigte, zu sprechen.

Für alle, die in Berlin und Umgebung wohnen, eine Tanztherapie machen möchten und nicht wissen, wo und wie, habe ich hier eine Adresse, wo ihr definitiv in guten Händen seid:

Tanz und Ausdruck mit Brustkrebspatientinnen im Sankt Gertrauden Krankenhaus, Brustzentrum City West, Paretzerstr. 11-12, 10719 Berlin, großer Gymnastikraum, Ansprechpartnerin ist Angela Boeti, Sport-Tanzpädagogin, Tanztheaterlehrerin, Germanistin und Kunstpädagogin. Der Preis beträgt 5,00 Euro pro Veranstaltung.

Weitere Kontaktadresse: Tanzritual Berlin, Body Mind Management, Pfalzburgerstr. 82, 10719 Berlin, *www.tanzritual.de*, Tel.: 030/8815845.

Für alle, die nicht in Berlin wohnen, habe ich noch eine weitere Kontaktadresse:

Tanztherapie nach Krebs e.V. ist ein gemeinnütziger Verein und im Freiburger Vereinsregister eingetragen. Er wurde im Jahr 2008 von betroffenen Frauen gegründet. Anschrift:

Georg-Elser-Str. 3, 79100 Freiburg, Tel: 0761/4575495, info@tanztherapie-nach-Krebs.de, www.tanztherapie-nach-krebs.de

Balsam für die Seele

Als ich krank war, hörte ich oft aufheiternde CDs, sah mir am liebsten komische Sendungen an, tat alles, was mir irgendwie ein gutes und leichtes Gefühl gab. Und es wirkte. Ich fühlte mich einfach besser. Unser Immunsystem wird ganz stark von unseren Gefühlen, von unserer Gemütslage beeinflusst. Warum bringt Eckard von Hirschhausen Clowns in Kinderkrankenhäuser? Weil Lachen, Freude, liebevolle Zuwendung und Wärme heilsam auf unseren Körper wirken. Wir fühlen uns besser. Traurige Gedanken ziehen uns herunter und blockieren unsere Heilung. Denk doch einfach mal an etwas Schönes, etwas, was dich glücklich gemacht hat. Und wie fühlst du dich? Gut? Nun der gegenteilige Effekt. Denke einmal daran, wie es war, als du dich das letzte Mal so richtig geärgert hast. Und? Wie fühlt sich das an? Nicht gut, nicht wahr? Es zieht einen automatisch herunter, raubt einem die Kraft und Energie. Also lache lieber, so laut und so oft du kannst. Das ist gut für deine Seele. Übrigens, Psychoneuroimmunologen (sie erforschen den Zusammenhang von Psyche, Gehirn und Abwehrsystem) haben Messungen in Gehirn und Körper vorgenommen, die im Ergebnis bestätigten, dass Lachen und Freude heilsam für den Körper sind.

Perfektionismus wozu?

In unserer heutigen Gesellschaft gibt es den Trend, alles immer noch besser, noch schöner, noch perfekter zu machen. Wir sind oft mit Konkurrenz konfrontiert. Wir müssen uns am Arbeitsplatz beweisen, immer noch mehr arbeiten, um bestehen zu können. Im Fernsehen wird uns vorgegaukelt, wie eine Frau von heute zu sein hat. Sie sieht toll aus, ist groß und schlank und ohne jede Falte. Ab Anfang dreißig zählt man dann so langsam zum alten Eisen. Und so zieht sich der Perfektionismus durch unser Leben und zwingt uns, immer besser funktionieren zu müssen. Manchmal sind es auch alte Denkmuster, die uns innerlich antreiben. Wenn unser Selbstbewusstsein nicht gerade stark ausgeprägt ist, wir uns nicht trauen „nein" zu sagen und ständig an uns zweifeln, lassen wir uns auf dieses Spiel ein. Wir wollen immer noch besser werden, um endlich Anerkennung zu bekommen. Dass das so nicht funktioniert, merken wir oft erst viel später, manchmal erst, wenn wir durch eine Krankheit wie diese gezwungen sind, einmal über uns und unsere Muster nachzudenken. Dann fragen wir uns: „Was mache ich da eigentlich? Sind es denn wirklich die tollen und makellosen Menschen, die wir lieben? Geben uns diese Leute nicht vielmehr das Gefühl, selbst nicht gut genug zu sein. Werten sie uns mit ihrem Glanz und ihrem Heiligenschein nicht eher ab, als dass sie unser Herz erwärmen?" Perfektionisten sind Menschen, mit denen man nicht wirklich gern zusammen ist. Sie machen uns wütend, weil sie sich immer indirekt mit uns messen. Weil sie uns unbewusst immer bewerten und immer indirekt mit uns in Wettbewerb treten: „Du hast einen tollen Salat gemacht, aber ich kann noch einen viel besseren.“ Oder: „Dein Garten ist wirklich schön, aber schau dir erst einmal meinen an.“ Sie finden sich selbst genial, aber das stößt uns ab. Und trotzdem streben wir alle immer wieder auch ein wenig nach dem ungeliebten Perfektionismus. Warum?

Ich finde gerade die nicht so perfekten Züge an Menschen liebenswert. Ihre Ecken und Kanten. Mir ist ein Mensch, bei dem die Wohnung nicht blitzt, als wenn sie stundenlang von Clementine geputzt worden wäre, der aber Wärme und Herzlichkeit ausstrahlt, der sich Zeit nimmt, um einem anderen Menschen zuzuhören, der an mir interessiert ist, viel lieber. Ich mag Menschen, die zu sich stehen, die ehrlich und authentisch sind und nicht alles nur machen, um von anderen „bewundert“ zu werden. Denn letztlich werden sie ja nicht wirklich bewundert, im Gegenteil, eigentlich werden sie gemieden. Eigentlich ist Perfektion ganz schön blöd. Mit Wonne gestatte ich mir heute meine kleinen Schnitzer und glücklich denke ich: Ich lebe! Ich bin, wie ich bin.

Immer unter Kontrolle – Nachsorge

Nun hast du es geschafft. Du hast einen langen und schweren Weg hinter dich gebracht. Sicher bist du froh, dass endlich alle Behandlungen abgeschlossen sind und du ohne ständige Arzttermine wieder in dein normales Leben zurückkehren kannst. Andererseits gibt es etwas, das bleibt. Ein wenig Angst. Ein wenig Angst, erneut zu erkranken. Jetzt, da du weißt, was alles auf dich zukommt, wenn du erneut eine Krebsdiagnose bekommen würdest. Du bist nicht mehr so unbeschwert wie beim ersten Mal. Vielleicht hast du auch noch etwas mit den Auswirkungen der Behandlungen zu kämpfen. Du bist müde, manchmal abgeschlagen und schlapp. Alles ganz normal. Aber trotzdem. DU HAST ES GESCHAFFT!!! Und das ist es, was im Moment zählt.

Brustkrebs ist eine Erkrankung, die jederzeit wieder auftreten kann. Darum ist es neben den schon erwähnten Maßnahmen wichtig, regelmäßige Nachsorge zu treffen. Und zwar, solange du lebst. Zum einen kannst du, wie du es ja schon kennst, deine Brust selbst untersuchen. Ansonsten bekommst du von deinem Gynäkologen im ersten und auch im zweiten Jahr alle drei Monate einen Termin zur Untersuchung. Ab dem dritten Jahr verringert sich die Zahl der Arztbesuche auf halbjährlich und ab dem fünften Jahr musst du einmal jährlich zur Vorsorge.

Vorsorge durch Mammographie:

In den ersten drei Jahren wird die betroffene Brust halbjährlich geröntgt, die nicht betroffene jährlich. Ab dem vierten Jahr werden beide Brüste jährlich geröntgt.

Nachwort

Wenn ich so zurückschaue, war es eine harte Zeit. Aber ich bin noch da. Das ist es, was zählt. Wenn man einmal von den ganzen Strapazen absieht, hat die Krankheit mein Leben in gewisser Weise verändert. Es ist natürlich noch das Gleiche, aber es ist kostbarer geworden. Es klingt vielleicht komisch, aber die Krankheit hat mich bis an meine Grenzen gebracht, aber sie hat mich auch reicher gemacht. Ich lebe bewusster. Schmerzlich musste ich erfahren, dass das Leben endlich ist. Ich bin dankbar für jeden Tag und ich gehe neue Wege. Der Krebs hat mich gelehrt, Verantwortung für mich und mein Leben zu übernehmen. Jeder kann nur sein eigenes Leben leben. Wenn ich etwas tun will, dann tue ich es „jetzt“. Ich wollte schon immer ein Buch schreiben und darum tue ich es jetzt. Ich bin dankbar, dass ich noch einmal eine Chance bekommen habe. Nun sind wir am Ende unserer Reise angekommen und ich hoffe, dass dir das eine oder andere von Nutzen sein konnte. Pass schön auf dich auf und freue dich, denn bald wird dieses Thema für dich Vergangenheit und nur noch eine Erfahrung sein.

Herzlichst, Marion

Und denk daran, es gibt immer ein Licht am Ende des Tunnels, auch wenn man es manchmal nicht sieht.

Wem ich danken möchte

Danken möchte ich in erster Linie meiner Familie. Ihr habt mich durch die schwere Zeit begleitet, ihr habt mich getragen und wart immer für mich da. Ich hätte keine bessere Familie haben können.

Ein Extradank geht an meine beiden Töchter, ich bin so stolz auf euch.

Ein Küsschen an Amina, meine kleine Enkeltochter.

Ein lieber Dank gilt meinem Mann der mir bei der Entstehung dieses Buches mit seinem technischen Wissen und viel Geduld geholfen hat und der mir meinen Traum, noch einmal einen Hund zu haben, erfüllt hat, obwohl er wirklich kein „Hundmensch“ war. War!

Lutz, auch du bist mit meiner Krankheit gewachsen, wir haben diese Hürde gemeinsam geschafft und unsere Ehe hat dadurch eine neue Qualität erhalten, die uns bewusst macht, wie wertvoll jeder gemeinsame Tag ist.

Weiterhin möchte ich mich bei allen an meiner Gesundwerdung Beteiligten im Helios Klinikum Berlin Buch bedanken. Ihr habt mir das Gesundwerden erleichtert. Besonderen Dank möchte ich an Frau Preußger, meine Psychoonkologin, schicken, sie hatte immer ein offenes Ohr für mich, auch an Schwester Heidi, meine breast nurse, sie hat mich in meiner schwersten Stunde getröstet und mir den Weg geebnet, und ich danke Frau Dr. Keil, sie hat mir eine tolle Narbe verpasst. Frau Dr. Keil, ich kann gut damit leben. Danke.

Danke auch an alle Ärzte und Schwestern im Mammographie-Screening-Center in der Schönhauser Allee. Wenn es euch nicht gäbe, dann wäre dieses Buch vielleicht niemals geschrieben worden und ich wäre …?

Egal. Danke!

Ein Extradank geht an Sie, liebe Frau Dr. Ortmann. Ihre gelben Zettelchen haben mir sehr geholfen.

Danke an alle meine Freunde, die zu mir gehalten haben, ganz besonders an meine Freundin Gabi, du hast mir seit über dreißig Jahren die Treue gehalten und warst immer für mich da. Danke meine liebe Zwischwe.

Ein lieber Dank geht auch an meine Freundinnen Madeleine, Marion und Tanja. Auch an euch, liebe Suse und Ines. Ihr Partner seid natürlich auch gedrückt. Schön, dass ihr da wart.

Liebe Rosi, lieber Bernd. Wir heulten gemeinsam am Telefon, als die Diagnose kam. Ihr habt mich immer verstanden. Danke, dass es euch gibt.

Ich danke auch allen Mitarbeitern des IPG, danke, Herr Dr. Hoppe, Sie haben mich verstanden, danke, liebe Frau Wellnitz, Sie haben oft meine Tränen getrocknet, danke, liebe Frau von Polenz, Sie waren da, danke, lieber Hannes, du hast mich träumen lassen, danke, lieber Herr Parotat, Sie brachten Struktur in mein Chaos, Sie hörten mir immer zu und verstanden mich, danke, liebe Frau Hansen, Sie stachen gut und treffsicher zu und ich liebte es, danke, lieber Sascha, du hast meine müden Knochen auf Vordermann gebracht, danke, liebe Frau Dr. Klar, ich weiß jetzt, trommeln befreit ungemein, danke, liebe Frau Boeti, Sie zeigten mir meine Kugel, danke, liebe Frau Spellerberg, für die kulinarischen Genüsse, danke, liebe Frau Stoeckel für ihr Verständnis, danke, liebe Nong, du warst einfach ein Schatz und danke meinen sieben Freunden, ich möchte euch nicht mehr missen.

Ich möchte meiner Ärztin, Frau Bielich, und natürlich auch dir, liebe Melli, herzlich danken, bei euch war ich zu Hause.

Danke, lieber Dr. Neumann, Sie haben mein Herz überwacht und Sie haben mich getröstet, als ich eine Hiobsbotschaft zu verkraften hatte.

Danke, lieber Dr. Jansen, ein Fels in der Brandung.

Danke an alle Ärzte und Mitarbeiter in der Spreewaldklinik. Bei euch konnte ich auftanken.

Danke liebe Tina, du hattest einen großen Anteil an dem Buch. Deine Ruhe gab mir Kraft.

Danke, liebe Katta, auch bei der hundertsten Änderung bliebst du noch cool.

Und auch danke, lieber Papa. Auch wenn du nicht mehr unter uns weilst, so hast du mich doch gelehrt zu kämpfen.

Kliniken

Postleitzahlengebiet 0....

Klinik Bavaria, An der Wolfschlucht 1-2, 01731 Kreischa, Tel.: 035206/63300 oder 035206/63304

Christiaan Barnard Klinik, Waldstr. 4, 04774 Schmannewitz, Tel.: 034361/61-0

Eisenmoorbad Bad Schmiedeberg, Kurpromenade 1, 06905 Bad Schmiedeberg, Tel.:034925/60.

Paracelsus-Klinik, Am Schillergarten, Martin-Andersen-Nexö-Str. 10, 08645 Bad Elster, Tel: 037437/70-0

Vogtland-Klinik Bad Elster GmbH&Cc, Forststr. 3, 08645 Bad Elster, Tel.: 037437/6-0

Postleitzahlengebiet 1....

Rehabilitationsklinik Märkische Schweiz GmbH, Lindenstr. 68-70, 15377 Buckow, Tel.: 033433/55-0

Reha-Zentrum Lübben, Postbautenstr. 50, 15907 Lübben, Tel.:035/46-238-710

Seeklinik Zechlin, Obere Braminseestr. 22, 16837 Dorf Zechlin, Tel.: 033923/890

Ostseeklinik Zingst, Neue Straminke 1, 18374 Zingst, Tel.: 038232/87-0

Postleitzahlengebiet 2….

Asklepiosklinik Reha-Klinik Bad Schwartau GmbH, Am Kurpark 3, 23611 Bad Schwartau, Tel.: 0451/2004-0

Klinik Ostseedeich, Deichweg 1, 23743 Ostseebad Grömitz, Tel.: 04562/253-0

Strandklinik Boltenhagen, Ostseeallee 103, 23946 Ostseebad Boltenhagen, Tel.: 038825/47-0

MEDIAN Klinik Wismar, Ernst-Scheel-Str. 28, 23968 Wismar/Wendorf, Tel.: 03841/646-0

Rehabilitationsklinik Nordfriesland, Wohldweg 9, 25826 St. Peter-Ording, Tel.: 048 63/4010

Nordsee-Reha-Klinik Sonneneck, Osterstr. 2, 25938 Wyk/Föhr, Tel.: 04681/5001-0

Asklepios Nordseeklinik Westerland, Nordeerstraße 81, 25980 Westerland/Sylt, Tel.: 04651/84-0

Klinik der Bundesknappschaft, Boeddinghausstr. 25, 26757 Nordseebad Borkum, Tel.: 04922/301-0

Postleitzahlengebiet 3….

Der Fürstenhof, Am Hylligen Born 7, 31812 Bad Pyrmont, Tel.: 05281/15-03

Dreister Weser Klinik, Lug ins Land 5, 31848 Bad Münder, Tel.: 05042/6000

Reha-Klinik Bad Münder/Dreister-Süntel-Klinik, Dreisterallee 36, 31848 Bad Münder, Tel.: 05042/602-2600

Median Klinikum für Rehabilitation Bad Salzuflen, Alte Vlothoer Str. 47-49, 32105 Bad Salzuflen, Tel.: 05222/374234 oder 374391

Salzetalklinik, Alte Vlothoer Str. 1, 32105 Bad Salzuflen, Tel.: 05222/186-0

Klinik am Kurpark, Parkstr. 23-25 (PF:468), 32105 (32102) Bad Salzuflen, Tel.: 05222/189-0

MEDIAN-Klinikum für RehabilitationII, Westkorso 14, 32545 Bad Oeynhausen, Tel: 05731/865-0

Klinik Porta Westfalica, Steinstr. 65, 32547 Bad Oeynhausen, Tel.: 05731/185-0

Kurklinik Bad Oexen, Oexen 27, 32549 Bad Oeynhausen, Tel.: 05731/537-0 oder: 05731/537-704

Rose-Klinik, Parkstr. 41-43, 32805 Horn-Bad Meinberg, Tel.: 05234/907-0 oder 05234/907-235

Med. Zentrum für Gesundheit Bad Lippspringe GmbH-MZG-Westfalen Cecilienklinik, Lindenstr. 26, 33175 Bad Lippspringe, Tel.: 05252/951200 oder 05252/951237

Reha-Klinik Quellental, Wiesenweg 6, 34530 Bad Wildungen Reinhardshausen, Tel.: 05621/75-0

Rhön-Klinik Dr. Siegmund KG, „Haus Parkblick“, Fritz-Stamer-Str. 9, 36129 Gersfeld/Rhön, Tel.: 06654/15-0

Sonnenberg-Klinik, Hardtstr. 13, 37242 Bad Soden Allendorf, Tel.: 0800/7358700 oder Aufnahme: 54912

Paracelsius Klinik am See, Am Osterbergsee 7, 37581 Bad Gandersheim, Tel.: 05382/7030

Paracelsius-Klinik am See, Dehneweg 6, 37581 Bad Gandersheim, Tel.: 05382/939-232

Postleitzahlengebiet 4….

Niederrhein-Klinik Korschenbroich, Regentenstr. 22, 41352 Korschenbroich, Tel.: 021 61/979-0 Patientenaufnahme: 979122

Klinik Bergisch-Land der LVA Rheinprovinz, Im Saalscheid 5, 42369 Wuppertal (Ronsdorf), Tel.: 0202/2463-01

Klinik Tecklenburger Land, Bahnhofstr. 32, 49545 Tecklenburg, Tel.: 05482/65-0 oder 05482/65126

Postleitzahlengebiet 5….

Reha-Zentrum Reichshof, Zur Reha-Klinik 1, 51580 Reichshof-Eckernhagen, Tel.: 02265/995-0

Klinik der Bundesknappschaft, Georg-Kreuzberg-Str. 2, 53474 Bad Neuenahr, Tel.: 02641/86-0

Rehabilitationsklinik Nahetal, Burgweg 14, 55543 Bad Kreuznach, Tel.: 0671/375-0

Malbergklinik, Römerstr. 45, 56130 Bad Ems, Tel.: 02603/975-0

Kurklinik „Kahler Asten“, In der Renau 1-4, 59955 Winterberg, Tel.: 02981/8040

Klinik „Hoheleye“, 59955 Winterberg-Hoheleye, Tel.: 02758/81-00 und 81-182

Postleitzahlengebiet 6….

Klinik Winterberg der BfA, Am Wingertsberg 11, 61348 Bad Homburg v.d.H., Tel.:06172/1041 oder 104254

Reha-Klinik Bellevue, Brüder-Grimm-Str. 20, 63628 Bad Soden-Salmünster, Tel.: 06056/72-0

Eleonoren-Klinik, 64678 Lindenfels-Winterkasten, Tel.: 06255/3020

Odenwaldklinik GmbH, Waldstr. 7, 64732 Bad König, Tel.: 06063/5050

Ernst-Ludwig-Klinik, 64747 Breuberg/Odenwald, Tel.: 06163/74-0

Rheingau-Taunus-Klinik, Genthstr. 7-9, 65307 Bad Schwalbach, Tel.: 06124/509-0

Fachklinik St. Hedwig, Krankenhausstr. 1, 66557 Illigen/Saar, Tel.: 06825/401-0

Postleitzahlengebiet 7….

Kraichgau-Klinik Bad Rappenau, Fritz-Hagener-Promenade 15, 74906 Bad Rappenau, Tel.: 07264/802-121

Sigel Klinik Bad Schönborn Badstr.26, 76669 Bad Schönborn-Langenbrücke, Tel.:, 07253/86-0

Reha-Klinik Nordrach, Im Dorf 5-9, 77787 Nordrach, Tel.: 07838/810

Winkelwaldklinik Nordrach, Winkelwald 2-4, 77787 Nordrach, Tel.:07838/83-0

Reha-Klinik Irma, Luisenstr.2, 78073 Bad Dürrheim, Tel: 07726/9360

Rehabilitationsklinik Park-Therme, Ernst-Eisenlohr-Str. 6, 79410 Badenweiler, Tel.: 07632/71-0

Sanatorium Sonneneck, Kanderner Str. 18, 79410 Badenweiler, Tel.:07632/752-0

Fachkliniken Sonnenhof, Kirchstr. 2, 79862 Höchenschwand, Tel.: 07672/489-0 Info-Tel.: 07672/489401

St. Georg Rehabilitationsklinik, Kurhausplatz 1, 79862 Höchenschwand/Schwarzwald, Tel.: 07672/411-0

Postleitzahlengebiet 8….

Blumenhof Klinik GmbH&Co.Kg, Breitensteinstr. 10, 83075 Bad Feilnbach, Tel.: 08066/89-0

Klinik BadTrissl im Tumorzentrum München an der Medizinischen Fakultät, BadTrissl-Str. 73, 83080 Oberaudorf, Tel.: 08033/200

Klinik Alpenland, Zenostr. 9, 83435 Bad Reichenhall, Tel.: 08651/6030

Rehaklinik Bad Wiessee, Haus Fontana, Münchner Str. 11, 83707 Bad Wiessee, Tel.:08022/848-2000 Patientenaufnahme: 8481233

Paracelsus-Klinik Scheidegg, Kurstr. 5, 88175 Scheidegg/Allgäu, Tel.: 08381/501-0

Klinik Schwabenland, Walburgallee 3-5, 88316 Isny-Neutrauchburg, Tel.: 07562/71-0

Parksanatorium Aulendorf, Schussenriederstr. 5, 88326 Aulendorf, Tel.: 07525/9310

Postleitzahlengebiet 9….

Kiliani-Klinik, Schwarzalle 10, 91438 Bad Windsheim, Tel.: 09841/93-0

Rangau-Klinik Ansbach, Strüth 24, 91522 Ansbach, Tel.: 0981/840-0 Anmeldung: 0981/840-108

Kliniken Bavaria, Solla 19/20, 94078 Freyung-Geyersberg, Tel.: 08551/99-0

Gesundheitszentrum Heiligenfeld, Bismarckstr. 24, 97662 Bad Kissingen, Tel: 0971-844145

Luitpold Kliniken Horst Grom, Bismarckstr. 24/38, 97665 Bad Kissingen, Tel: 0971/84-0

Frankenpark-Klinik, Bismarckstr. 68, 97688 Bad Kissingen, Tel.: 0971/707-0

Kurklinik Rudolf Wissel, Menzelstr. 19, 97688 Bad Kissingen, Tel.:0971/700-0

Sanatorium Uibeleisen, Prinzregentenstr. 15, 97688 Bad Kissingen, Tel.: 0971/918-0

Klinik Bad Bocklet, Frankenstr. 36, 97708 Bad Bocklet, Tel.: 09708-0

Reha-Klinik ob der Tauber, Bismarckstr. 31, 97980 Bad Mergentheim, Tel.: 07931/541-0

Prof. Volhard Klinik, Hauptstr. 18, 98666 Masserberg, Tel.: 036870/53-0

Inselberg-Klinik Tabarz, Fischbacher Str. 36, 99891 Tabarz, Tel.: 036259/53-0

Literaturverzeichnis

Brustkrebs – Was mir geholfen hat von Ulrike Brandt-Schwarze, Trias, ISBN 978-3-8304-3688-1

Das große Buch der Reiki-Kraft von Paula Horan, Windpferd, ISBN 3-89385-447-9

Das Wunder der Selbstliebe von Bärbel und Manfred Mohr, Gräfe und Unzer, ISBN 978-3-8338-2283-4

Krebszellen mögen keine Himbeeren von Prof. Dr. med. Richard Béliveau und Dr. med. Denis Gingras, Kösel, ISBN 978-3-466-34502-1

Krebszellen mögen keine Himbeeren – Das Kochbuch von Prof. Dr. med. R. Béliveau und Dr. med. D. Gingras, Kösel, ISBN 978-3-466-34522-9

Krebs – den Lebensfaden wiederfinden von Richard Wagner, Mayer, ISBN 978-3-932386-61-9

Auf dem Weg der Besserung von O. C. Simonton, ro, ISBN 978-3-499-61160-5

Wieder gesund werden von O.C. Siomonton, ro

So gewinnen Sie mehr Lebenskraft von Dr. H.-W. Müller-Wohlfahrt, Zabert Sandmann, ISBN 3-89883-037-3

Überlebensbuch von Ursula Goldmann-Posch und Rita Rose Martin, Schattauer, ISBN 978-3-7945-2487-7

Blaue Ratgeber der Deutschen Krebshilfe e.V., Buschstr. 32, 53113 Bonn, Team-Work, ISBN 0946-4816

Blauer Ratgeber, Nr. 30, Hilfe für Angehörige, ISBN 0946-4816

Blauer Ratgeber, Nr. 40, Wegweiser zu SOZIAL-Leistungen, ISBN 0946-4816

Blauer Ratgeber, Nr. 48, Bewegung und Sport bei Krebs, ISBN 0946-4816

Blauer Ratgeber, Nr. 1, IHR KREBS-RISIKO, Sind Sie gefährdet? ISBN 0946-4816

Blauer Ratgeber, Nr. 51, Fatique, ISBN 0946-4816

www.kliniken-essen-mitte.de, Beitrag von Dirk Glöckner, Stand 2011

www.referenzzentrum-berlin.de/index.php, Fragen und Antworten, Stand Juni 2011

www.vital.de, Beitrag über „Heilungschancen bei Brustkrebs", Stand 2011

www.krebsgesellschaft.de, Beitrag über Chemotherapie, DKG Uniklinik Erlangen, Stand Juni 2011

www.klinikum.uni-heidelberg.de, häufige Fragen – FAQ 107084.0, Stand 2011

www.roche.de, Stand 2011

www.hallische-gesundheitsportal.de, Stand 2011

www.brustkrebs-info.de, Stand 2011

www.netdoktor.de, Stand 2011

www.cysticus.de, Beitrag über Leinöl, Stand 2011

www.dr.-johanna-budwig.de/gesundheit, Stand 2011

www.schamanismus.net/schamanheilen, Stand 2011

www.wikipedia.org, Beitrag über Misteltherapie, Stand 2011

www.biologische-tumorbehandlung.de/Naturheilkundliche-Therapien, Stand 2011

www.enjoyliving.at/ernährung-magazin/vitamine-mineralstoffe/selen, Stand 2011

www.onmeda.de/lexika/nährstoffe/spurenelemente. zink-zinkhaltige lebensmittel-2285-4, Stand 2011

www.novafeel.de/ernährung/fette/omega-3-fettsäuren, Stand 2011

Beta care Wissenssystem für Krankheit und Soziales, Stufenweise Wiedereingliederung, erhalten von der Deutschen Krebshilfe

Anschriftenverzeichnis der Kliniken erhalten von der Deutschen Krebshilfe, Informations- und Beratungsdienst

Flyer Mammographie-Screening, Ich bin dabei, Mammographie Screening Programm Berlin

Flyer Früherkennungsfaltblatt, **Brustkrebs erkennen**, Deutsche Krebshilfe

Fotostudios

Beauty Shots, Bundesallee 61-62, 12161 Berlin

Foto Kirsch, Wexstraße 28-29, 10715 Berlin

Bilder

Kemal Can

SozialStiftung Bamberg, medizinisches Versorgungszentrum am Bruderwald GmbH, Praxis für Radioonkologie & Strahlentherapie, Prof. Dr. med. H.-J. Thiel, Dr. med. A. Würdinger, Burgerstr.82, 96049 Bamberg, Foto Linearbeschleuniger, Herr Freund